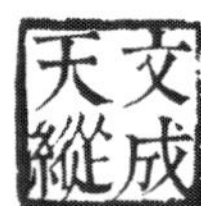
文成
天縱

中醫古籍稀見稿抄本輯刊

ZHONGYI GUJI XIJIAN GAO-CHAOBEN JIKAN

39

李鴻濤　主編

廣西師范大學出版社
GUANGXI NORMAL UNIVERSITY PRESS
·桂林·

第三十九册目録

七、臨證各科

（四）兒科

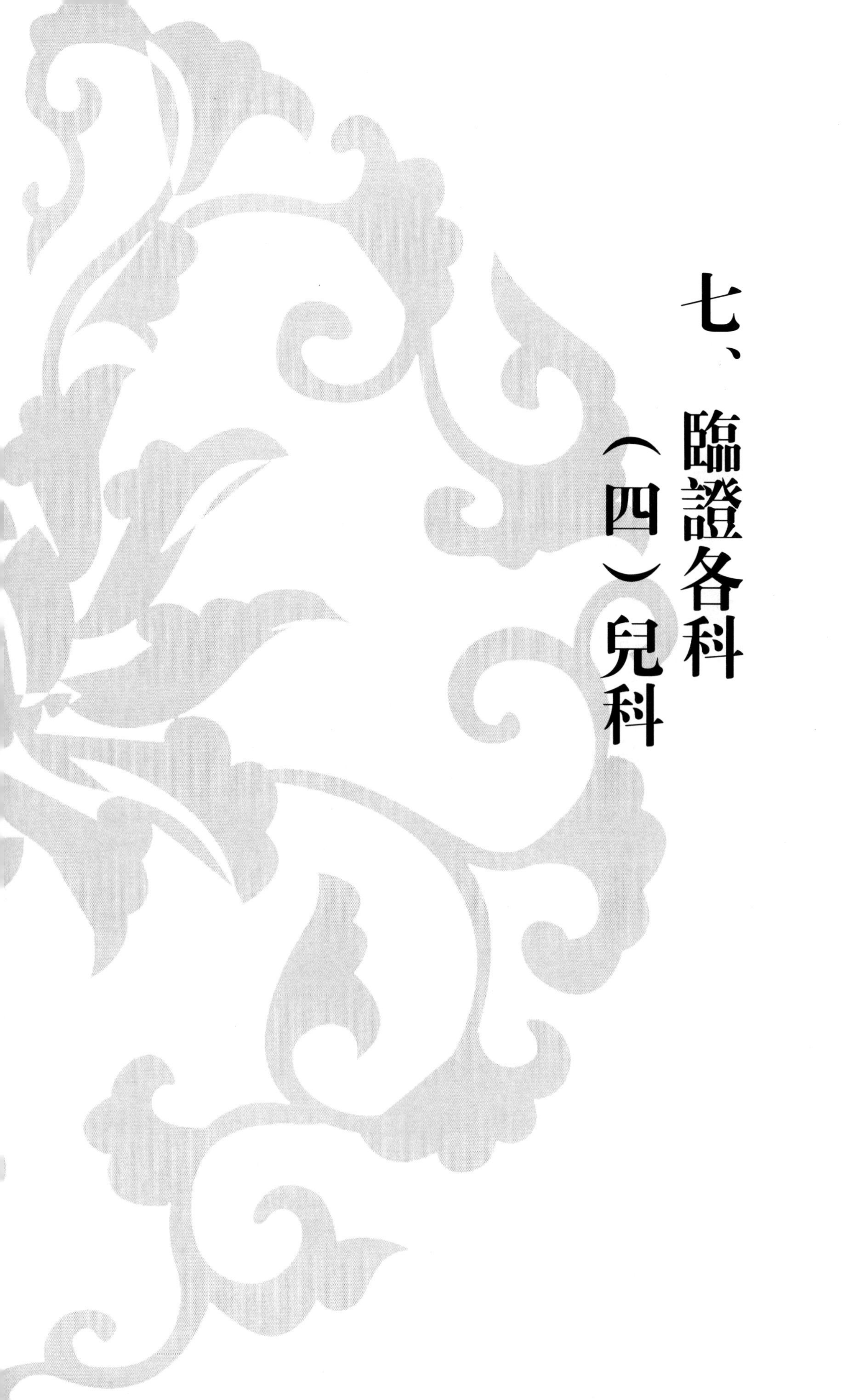

七、臨證各科

（四）兒科

幼科心鑒二卷

〔明〕魏直撰　〔清〕孟河馬氏秘傳

清光緒抄本

幼科心鑒二卷

本書爲中醫兒科痘疹專著。又名《博愛心鑒》《痘疹博愛心鑒》《痘疹全書博愛心鑒》，成書於明嘉靖四年（一五二五）。魏直，字廷豹，又字桂巖，浙江蕭山人，明嘉靖年間治痘活人無算，頗負盛名。書中認爲，痘本於氣血，治痘首先應扶正抑邪，其辨證治療有順、逆、險三法；治法以温補爲主，并以保元湯爲治痘的主方。此書爲以温補法辨證治療虚寒證痘疹别開一法門。據書中題記，此書爲孟河名醫馬氏傳本，值得重視。孟河馬氏自明代馬院判起即世代業醫，馬院判本姓蔣，因學醫於馬氏，遂從馬姓。馬氏傳人最負盛名者，當屬晚清馬培之（一八二〇—一九〇三）。馬培之，字文植，晚號退叟，自幼隨祖父、名醫馬省三習醫，後又博采王九峰、費伯雄等醫家之説，融會貫通。馬培之爲晚清著名學者俞樾治病的經歷，使他醫名大噪；又應詔爲慈禧診病，自此名震四方，人稱『徵君』。本書經過馬氏鑒藏傳承，其學術可取之處可見一斑。

心鑑

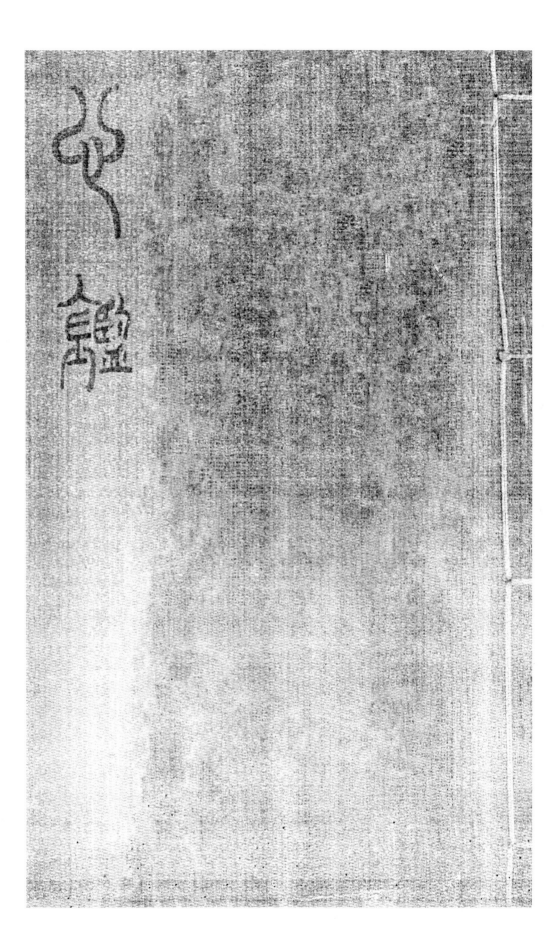

幼科心鑑

孟河馬氏秘傳

痘疹全書

大清光緒龍飛在著雍閹茂杏月贊化劉行周謹録

目録

形色圖
起發圖
漿行圖
漿足圖
漿老圖
血盡圖
結痂圖
還元圖
頂陷圖
倒陷圖

丁人體天血之包肯 [illegible] 心鑑目录 二 [illegible]

小兒科論
壯別下[illegible]
何由見其傳[illegible]
兒同有[illegible]
若夫丹書[illegible]
能讀書之
獨冷耳[illegible]
是以孩白
主腎所生
也本館講
著其中[illegible]

陽毒圖
臃毒圖
疔毒圖
内潰圖
好痘五色
好痘五形
惡痘五色
惡痘五形
二十八般怪惡痘内開六條

卷上目錄

痘經要略

夫痘疹之原乃胎毒所致嬰兒在胎之時必資胎養以長其形焉緣母失於謹慎縱欲恣食感其穢毒之氣藏於臟腑之中迨自孩提遠至成童若值寒暖不常之候痘疹由是而發因其所受淺深而為稀稠焉大抵初娩之時孩兒口內亦有餘穢之毒急用綿裹指頭拭去口中污汁免嚥入腹事倘不及宜以拭穢等法并豫解胎毒諸方擇便用之亦能免痘疹諸症真良法也然痘疹雖是素稟胎毒未必不由諸病相傳而成其始發之時有因傷寒傷風而得者有因時

氣所染而得者有因傷食發熱有因跌撲驚恐蓄血停食者或爲目攢口噤驚搐如風之証或爲口舌咽喉肚腹痛疼痛或煩躁狂悶昏睡譫語或自汗或下虛而發熱或不發熱証候多端卒難立辨必須以冷骪冷足冷驗之蓋痘疹此下闕半頁約少三百字

表不解在點紅點未見裏熱未盛之際也若正出未收之時妄汗則成斑爛妄下則成陷伏痘疹一發出於心肝脾肺四臟而腎無留邪者爲吉若初發便作腰痛見點則紫黑色者多死乃毒留於腎間而不發越故耳何者痘隨五臟有証未發則五臟之證悉具

已發則歸於一臟受多者見之故肝臟發起為水泡色青而小肺臟發為膿泡色白而大心臟發為斑色赤血泡脾臟發為疹色黃小斑瘡惟歸腎則變黑青紫乾陷故痘証屬陽本無腎証腎在下不受穢氣陽取火也陰取水也以火為水所制豈不殆哉大抵痘瘡之發多歸重於脾肺二經蓋脾主肌肉而肺主皮毛故遍身為之斑爛也其為証也宜發越不宜鬱滯宜紅活凸綻不宜紫黑凹陷痘出之後醫者當察色詳証以辨表裏虛實用藥其吐瀉不能食為裏虛灰白色陷頂多渾為表虛紅活凸綻為表實又諸痛為

實諸瘡爲虛外快內痛爲內實外虛外痛內快爲內虛外實內而補則結壅毒表實而復用實表之藥則潰爛而不結痂如表虛瘡易出而難靨（原本作壓）表實者瘡難出而易收裏實則出快而轉褱裏虛則出遲而重表實裏虛則陷伏倒靨裡實表虛則發慢收遲調養之法切不可妄用硝黃巴豆大寒大熱之藥蓋解表不致於虛調養不致於熱小兒難任非常之熱亦不堪非常之虛稍有偏焉病從此生故熱藥之助熱者以火濟火而熱勢大盛營衛壅遏輕爲咽喉目疾吐衄癰瘡重則熱極生風斑爛不出冷藥之

乘寒者以水濟之使脾胃虛寒氣血凝滯輕為吐瀉腹脹重則陷伏倒靨又宜謹避風寒嚴戒房事禁止雜人月婦清除穢氣觸犯調節乳食不可過飽失饑忌食冷熱毋使傷脾損胃大法活血調氣安表和中輕清消毒溫涼之劑二者得兼而已又曰首尾宜保元湯增損為先治焉醫斯症者當看時令寒暖審兒之虛實辨症之榮枯參考各門方法庶無執泥之弊故曰虛者益之實者損之冷者溫之熱者清之是為隨機應變若膠柱鼓瑟則何足以妙圓神不滯之機哉

預解胎毒以免痘症諸法

痘疹乃胎毒所致人生無不患者若欲免之亦有法也故千金方以小兒初生啼聲未發急用棉裹裹指指頭拭去口中污汁免使咽入腹中固是良法然倉卒之際或有不及如法者古人有　甘草　硃砂　等法用之殊佳如或又有不及於此者宜以延生第一方擇便用之可免出痘矣即出亦稀也詳考全書幼科云凡值天行時不正鄉鄰痘疹盛發宜服後禁方則可免永不出痘矣　預解胎毒免出痘方用延生第一方小兒初生臍帶脫落取置乾淨之所用瓦炭

火四圍燒至烟將盡放地上用盞蓋之存性研爲末預將硃砂透明者爲極細末水飛過臍帶灰若有五分重硃砂可用二分五厘 生地黃 當歸身 煎濃汁一二蜆殼調和前二味抹兒上腭間乳母乳頭上一日之內用盡次日遺下大便穢濁垢之物盡出終身永無瘡疹及諸疾免生一子得長成一子十分妙法也宜寶之

太極丸 臘月初八日取生兔一隻取血以蕎麥麵和之加雄黃四五分候乾成餅凡初生小兒三日後綠豆大者與二三丸乳汁送下遍身發出紅點是其

[illegible]

微驗有終身不出痘者雖出亦不稠密也俟兒已長能飲食者即以兎噉之尤妙　或云不必定於初八日但臘月兎亦可

保嬰兒丹　凡小兒未出痘者每遇春分秋分時服一丸其痘能漸消化若只服一二次者亦得減少若服三年六次其毒盡能消化必保無虞用纏荳藤一兩其藤八月間收取青荳梗上藤如細紅絲者是也採取陰乾炒以此藥為主　黑荳三十粒　赤荳七十粒　山查肉四兩　荊芥五錢　防風五錢　當歸五錢　新升麻七錢五分　黃連五錢　桔梗五錢　連翹七錢五分　甘草五錢　生地一兩　川獨活五錢　辰砂一兩

水飛另研苦練根取長五寸隔年經霜為妙燒灰存性牛旁子另紙裹炒過為度各為極細末和勻淨糖拌丸如李核大每服一丸濃煎甘草湯化下諸藥先預精辦過春分秋分或正月十五日七月十五日脩合務要精誠忌婦人猫犬見合時向太陽咒曰

神仙妙藥　體合自然　嬰兒吞服　天地齊年

吾奉太上老君急急如律令勅　一氣念七遍

滌穢免痘湯　五六月間取絲瓜小小蔓藤陰乾約二兩半重收貯至正月初一日子時父母只令一人知將前絲藤煎湯待溫洗兒全身頭面上下以去其

胎毒淨後永不出痘也如出亦不過三五粒而已

又一方　用葫蘆藤蔓如上洗法亦妙

扶溝王大中每用楝樹子升許如上法淨洗已經驗數人皆長大而不出痘尤妙

三豆飲　天行痘疹鄉隣有痘証預服之能活血解毒則不染矣　赤豆即紅小豆升一大黑豆升一綠豆升一甘草　兩以三豆淘令淨用水八升煮令豆熟為度每日空心任意食豆飲汁七日痘不再出

永不出痘二五歲　用有色雞蛋七個內取一個開一孔去白與黃洗淨入鮮明好硃砂四錢九分其

以絲料用雞抱蛋候小雞出將殼砂擇日精月華七
日夜收貯聽用再用起初結絲瓜一個候老成種乾
爆燒灰存性為末每服硃砂五分絲瓜灰五分為細
末以蜜水調服服過三次亦不出痘矣隣里出痘就
宜服之

發熱三朝證治例

凡發熱之初急宜表汗使臟腑胎毒及外感不正之
氣盡從汗散則出痘稀少然表藥必在紅點未見之
前也如發熱壯盛都痘出必重急煎加味敗毒散調
三酥餅熱服之表過須令遍身出臭汗則毒氣表散
了之[illegible]也之已[illegible] [illegible]豎[illegible] 下 [illegible]干

痘出必稀若得真犀角磨沖和入尤妙如無以三味
餅煎服敗毒散調辰砂末表之更研辰末調塗眼四
圍或黄栢膏之類可免眼目之患
凡發熱之初証類傷寒疑似之間或耳尻冷呵欠咳
嗽而赤必是出痘之候宜服升麻乾葛湯加山查大
力子其痘必稀少而易愈
凡發熱之初憎寒壯熱鼻流清涕咳嗽痰涎此因傷
風傷寒而得以參蘇飲或調紫草膏表之
凡熱甚發狂譫語煩渴者急煎敗毒散調辰砂末解
之

凡發熱之初或作腹痛及膨脹者由毒氣與外邪相搏欲出不得出也用參蘇飲去參苓加仁砂陳皮表之

凡熱盛吐血面黃糞黑瘀血相積及一切失血之證竝宜犀角地黃湯

凡熱甚為驚為搐為吉候用吉候用紅線散調辰砂六一散表之　痰涎壅盛不省人事者薄荷化下抱龍丸

凡發熱欲出痘作腰痛者急服神解湯出汗腰痛止為度不止再進一服免出腎經之痘

[illegible]

凡因積冷腹痛或胃寒泄瀉嘔吐用理中湯加砂仁陳皮香附温而出之

凡熱毒本盛者表藥出汗熱退為佳其有一切雜症皆由毒氣太盛欲出不能故也但宜表散使毒氣得泄則諸症自退痘亦稀矣　此初治初熱預防要法也

發熱三朝決生死例

發熱時用紅紙條蘸麻油點照心頭皮肉裏若有一塊紅者或遍身有成塊紅者入九日後決死勿治

凡發熱時身無大熱腹痛腰不痛者過三日後纔出

紅點堅硬礙手勿藥有生所謂吉痘

凡發熱時渾身溫煖不時發驚者痘在心經而出也乃為吉兆

凡發熱時一日遍身即生紅點稠密如蠶種模樣摸過不礙手者決死

凡發熱時腹中大痛腰如被杖者及至出痘乾燥而前痛猶不止者決死

凡發熱時頭面上有一片色如胭脂者八九日以後決死

發熱三朝用藥方例

[illegible]

下以贊天地之化育　以奠若山川　府春軍

加味敗毒散　柴胡　前胡　羌活　獨活　防風

荊芥　薄荷　枳殼　桔梗　川芎　天麻

地骨皮各等分右古方除參苓恐補早助火也

宜加　紫蘇　蟬退　紫草　麻黄　姜蠶

葱白帶根　熱服表汗泄瀉加　猪苓　澤瀉

去紫草　水煎熱服汗出為佳　如熱盛譫語煩渴用

此調六一散尤妙

升麻葛根湯　川升麻錢　白芍藥錢　甘草錢

白粉葛中錢　生姜服

加山查　大力子　其痘稀疎而易愈

疹蘇飲治小兒傷風傷寒發熱咳嗽痰涎喘急未明
痘疹疑似之間此藥最穩
紫蘇　陳皮各一錢　桔梗一錢　半夏姜汁炒一錢　前胡一錢
乾姜一錢　甘草一錢　枳殼一錢去瓤　生姜　煎熱服
或調紫草膏熱服表汗更佳

犀角地黃湯治小兒痘疹初熱太盛大便黑色瘀血
或有鼻血大小便血　用真犀角如無以升麻代
之亦可　生地三錢　水煎服熱甚加黃芩

紅線散治感風寒發熱驚搐煎調六一散表之
痰盛者抱龍丸亦妙

[illegible]

全蝎　麻黄　紫草　荆芥穗　蟬退　天麻

甘草　加薄荷各等分煎調藥服

氣血交會圖

痘毒中於有生之初，雖無形臭，蓄之既久，必假氣血而發，而解若非氣血形容毒之淺深，又烏得而窺其閫奧乎？蓋痘之理一出於太極隱微之妙，非天地至仁之心不能斡旋此造化之太功也。予因深契嘿察，畫為圖式，雖未足以盡其萬一，而亦少備，有志王道者究焉。

始形圖

●

陰始交陽

血載毒犯陽純陰之象

血初定位

初出一點血純陰之象也血初載毒犯陽循竅而出未受陽制故也吉凶悔吝於此而生焉

二變、微陽之象也乃陽始制陰、血盛之勢未降故也由是氣血交會之機、於此而出焉

交會圖

陰中之陽　◉氣至微陽始形之象

陽中之陰　•氣滿微陰、漸虧之象

三變、微陰之象也乃陰受陽制、氣盛之勢獨尊故也由是氣血尊卑之道正則邪害降一有不得、而凶咎於焉定矣

[illegible]

成功圖

氣血收功

純陽毒化

乾坤道濟

功成毒化純陽之象也乃氣制血毒雨降之故由是生靈保命斯太極彌綸之道昭矣

氣血交會圖說

夫人身一太極耳蓋氣傳血傳變陰陽交會之理無非一太極中來也故因人生與天地一般大且人身所受之火毒中於有形之先發生於有生之後曰形痘者以其形而名之也發必假氣血而後解予嘗究其氣血形色之形象宜乎有太極之道存焉故痘之發也有則形於中者曰氣過於外者曰血中白處曰氣外黑處曰血以一而為例則千百宵斯陰動陽靜之義此舉太極之理以正痘之形象非氣之尊血之附則不能成其形也卽陰陽動靜互為其根之理陽動陰靜一皆氣血交會制化其毒而●陰始交陽初出一點血氣未至陰雖

可以贊天地之化育

交陽未得會之象也血能載毒把止謂營血犯衛氣其體左也●陽始

會陰氣會血也氣能定位制下謂氣制血毒也其用行也是以陽

剛於上氣居中而制血陰柔於下血園外而附氣各能順其性也而健順之

理得矣總結上文言陰陽性情守而不失各得其正也

二變而為●陰中之陽陰血盛而陽氣初長血附於外體氣之

道致言血性柔而附氣則不失於順之義

三變而為●陽中之陰陽氣盈而陰血漸虧氣尊於內成血之

功發言氣性剛而拘血化毒則不失於健之義氣和血就此極言氣血交會之道得其正

萬殊皆貫同乎一春舉一而言則物物皆陽施陰化太極物物皆陰陽也與人身之

非陽不能發其毒血收氣足毒既發於外氣血無干失

○痘始成形痘之所發千態萬狀統歸於痘之形色斯為氣血交會制毒之妙如逆其形色天命莫不由此而終焉而火毒斯解歟功成焉足以見陰陽交會制毒得其全道矣斯毒也雖則巨細稀密之有殊而千百形狀皆類乎一性也痘之性能圖如大之炎上水之潤下萬殊一本之義此言天地自然之理也惟其變態不一情也毒出陷塌紫黯黑白之形不類手瘡者此皆陰陽氣血虧盈之使然也性出於天地情出於陰陽情可化性豈人力為哉此中受毒之理雖週流四體百脈圖闡有准一有乖離實氣血之所為人可得而修為如理有偏倚而欲斡旋難聖莫能焉然陰陽者氣血之司命也交會克勝之理有違毒勢反盛曷可解也耶擬治若陰始交陽之際陽交陰會

百以贊天地之化育　心參天地　成天功
之初憂虞之象未可加治恐其藥性紊亂氣血交會
之機若氣始定位血初歸附吉凶得失由此生焉苟
失其正則治宜治矣不能恐其氣血虧弱毒必內攻
業是者當加調變燮氣尊血附乾坤道濟足以見陰
陽治化收其全功矣竊觀造化生生非太極中求之
世烏得而知此誠百世不易之定法也歟

○氣血虧盈圖

夫天道虧盈，地道變盈，此自然之理也。人之氣血亦然，故惟痘之為症，不可使氣血之有虧也。蓋氣體天而親乎上，血體地而常親乎下。氣有生血之功，血無益氣之理。是故氣不可虧，虧則陽會不及，而痘之圓暈之形不成；血不可盈，盈則陰乘陽位，而痘之倒陷之禍立至。如此者則交會不足，外剥內攻之大患不復有可極矣。此雖岐黄，尚何益之有哉？予故立虧盈圖以明其治道，當以急務為先，必須益氣之虧，引血而入，血入氣盈，盈則能制血之有餘，庶可以保合天

和告諸究審使知氣血之不可庸治而謹之以隆斯道焉

氣血虧盈圖

陽陷於陰

營衛假黑白之形

元氣不續

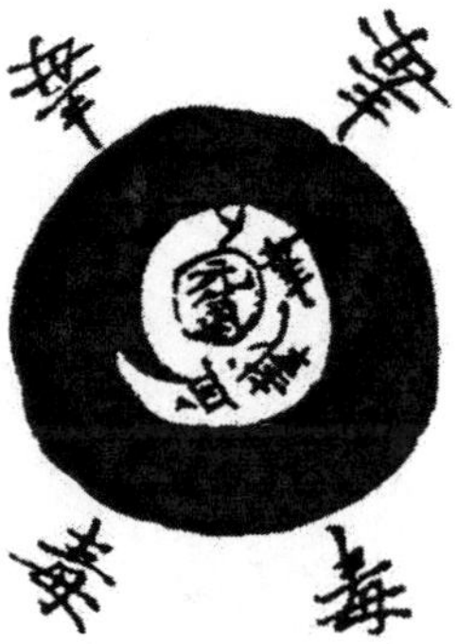

毒從外剥

陰陽逆乾坤之道

元氣不及

陰乘於陽

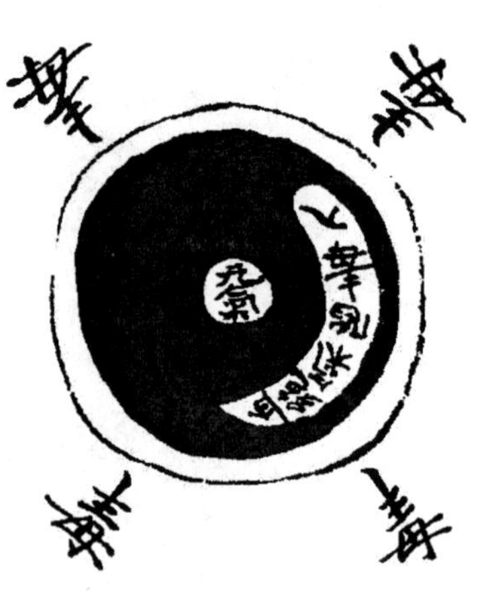

毒從內攻

氣血虧盈圖說

蓋氣血者二五之精也始於有形付受之先以至於有生長養之後五內百骸周流不息如日月之經天潮汐之運海同此樞機運行無停而不少緩也故人之真元藉此而滋培一有礙而不及則諸證生焉信乎痘毒中乎陰陽之偏氣氣血自得陰陽之正理二者雖混一於一途同其源而不同其道同其情而不同其性性之善惡各有攸分故不得不出人之生靈亦非氣血之能又烏足以保全哉且氣血之有虧盈果何而如是耶夫血載毒奔流諸脈上犯氣位是陰

可以贊天地之化育　[illegible]

乘陽也陰血盈則陽氣虧虧則交會不及而陷於陰也且陰有乘陰之能而無陷陽之理故氣愈虧而血愈形矣何則氣血自各失其政則無以當其毒勢誠所謂剝牀以膚是也譬諸君子小人之不相得猶冰炭之不可同器而處雖聖人大化行於天下亦無如之何也矣是故虧盈之理不可不明非扶陽抑陰之能豈足以捍其大患哉然治血氣之要猶大禹治水相山川之形勢度地土之高深一鑿一濬地平天斯爲成斯爲順科業是者雖小道亦有可觀者焉務須深究其旨而行之庶可以全中和之道孰曰不能

氣血交會不足圖

夫一身之氣血有限饒所中之毒火無涯以有限而啖濟無涯則人之微命其能保乎苟非氣之制血血必泛溢不附毒斯下陷內攻之患立至雖天地聖人至仁之心不能以大造化斡旋之況其下者可不謹耶予嘗深究其旨必當加治於始陷之先為要聞明圖哉俾其知我者用心於補益助氣枸血成漿則何陷之有哉

厂火瘡之也之匕肴　心鑑卷之　三　之人千

痘變百千形狀

交會不足

氣血交會不足圖

血痘 氣不至不成圈

氣不及血載毒入內攻

元氣

陷痘 氣至成圈不滿

氣不續毒不化發外剝

虧盈中來

醫通一半功夫

血痘者氣不至元氣損也五日前則血載毒入泡熾臟腑為内攻如碩果之腐仁矣世無可治之理陷痘者氣至不滿生氣絶也不治七日後則血悖不附毒不化漿為外剥如佳木之無膚矣但氣至不滿血附有力輔翊得人雖功虧一簣於九仞亦可以修為故復繫五陷之説於圖後焉學者當潛心於斯圖則道自見矣

氣血交會不足圖說

夫陽始會氣至血附根窠既衰而中陷者為因元氣不足則不能續其後來而然也蓋陰血雖有附氣之功而陽氣使無制毒之力以至陷而不滿生生之道絕矣且陷有五一曰黑陷二曰血陷三曰紫陷四曰白陷五曰灰陷蓋黑陷者為初出少稀後出加密陽會陰之沉陽氣弱不能續其初出血無氣養故枯萎而黑陷也血陷者血盛於氣氣弱不能拘領其毒久則變而為紫陷也紫陷者為氣愈虛血無氣蓄毒之盛負載不薄血亦為之離去也白陷者為氣不足其

血亦弱久則變而為灰陷也灰陷者氣血衰敗而不榮也此等之陷一皆氣之虧損使然如折奇花久之少頃生氣既絶則憔悴不榮矣噫毒縱狼戾肆虐有生之正氣非藥之靈慧神功孰能裨補乾坤之大奈何灰紫二陷俱從自吉向凶傳變而來則難於施治矣於戲毒設陷穽氣蹈危機而又非造化人力之可奪也

保元濟會圖

惟人之營衛根乎元氣元氣固則營衛於脉之內外陰陽相濟周流不息而無間斷矣蓋痘毒之為患非藥之神品靈性奚足以平氣息而收治道也是故人參為君守中修德由是元氣得以滋養甘草為鼎鼐之臣參贊造化由是陰陽得以和平黃蓍為藩籬之臣承宣濟時由是衛氣得以補益桂為使令行中外通運四維由是營血得以開導然此方有君臣協恭上下相濟之道故總而名之曰保元惠及生靈建大功懋大惠誠王道之大豈虛語哉

可以贊天地之化育 [illegible]

君臣濟會體天地不息之機

保元濟會圖

人參　甘草　補益元氣之內

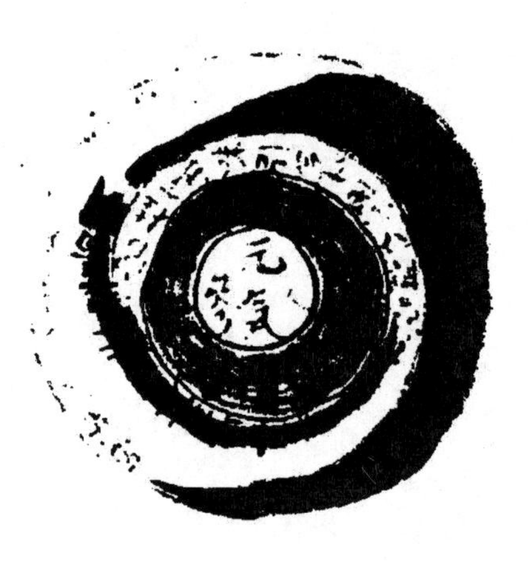

黃蓍　官桂　出入營衛之間

君　臣　道　濟

氣血復元會藥性同生之妙

營衛相生

營行脈中

元氣

衛行脈外

保元濟會圖說

夫元氣營衛者即太極陰陽之根本也蓋營行脉中衛行脉外内外同護互相滋養得天地生生之道而無替也且痘毒之火實陰陽相亢而中與天之疹氣同其軌轍莫不因時感動而發猶鏡之取火鏡中大雖在焉使無日之晶光相射則何能發也是故治痘之要非得陰陽傳變盈虧之理則不能加治於氣血然氣在内外不足則血載毒出為外剥氣在外内不續則血載毒入為内攻即陽道虛陰往從之陰道虛則陽往從之之義非保元湯善補氣血之過則不能

施其功妙故用人參以固元內實則能續其衛氣之不足黃蓍以補表外實則能益其元氣於有餘而又以桂制其血血在內引而出之則氣從內入血在外引而入之則氣從外出而參蓍非桂之逐血引導則不能獨樹其功桂亦非甘草平和氣血則不能緒其條理雖則隨其土地所宜以他藥攻之終不出乎四品君臣之要劑予擅立此并立此圖開明治法將欲利乎天下國家俾其從吾道者不費驪珠之索而有得焉

丁以贊天地之化育 [illegible]監[illegible] 臣 [illegible]

〇營衛相生圖

夫營衛者氣血之德也氣血者痘毒之廬也痘毒者氣血之賊也營衛德盛則廬舍全營衛德衰則廬舍剝蓋人身營衛虧盈之理攸繫氣血之盛衰則痘有滿陷即盈虧感應之使然也豈在形軀肥瘠毒出多寡之可比哉然痘有稀密不均亦出於氣血不週耳又非形軀宜與不宜出之地歟彼其氣血充溢則營衛自然長養以施其政痘毒為賊詎敢剝其廬而為釁耶苟其氣血德衰固不得不加滋養以順營衛之情營衛受益堅固內外力戮其賊則有餘矣覩下圖

下以豐天地之化育

哉非濟會中來詎可得也夫人身元氣得太極之理而命以營衛行運造化之功也保元湯亦得太極之理而命以氣味補益營衛不足以成造化之功也是皆天地成就生人之大道存於中見於理照然於亭毒間以待人之知識非深契玄默又烏得而彀其機矣尚冀善醫者寶焉斯為得道

營衛相生圖

醫明營衛之相生

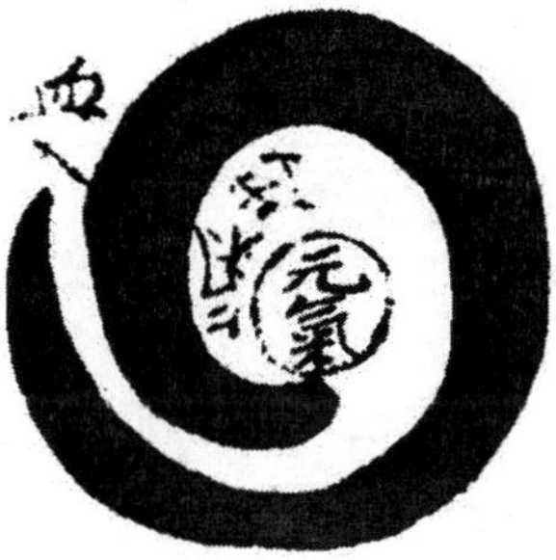

道闡君臣之濟會

血

元氣

[illegible]

斯圖也氣出則營血行於脉中血入則衛氣行於脉外氣順血隨運行百脉如環無端此保元濟會成功之妙也

營衛相生圖解

蓋血生之謂營，氣守之謂衛。營性好靜，衛性好動。動則情隨（言陰血之性隨氣之情，則體氣之道致也），靜則情順（言陽氣之性順血之情，則成血之功致也）。順則血生，隨則氣守。血生則內固，氣守則外旺。故血向心生，氣從肺生，血營氣衛，各盡相生之道。人身營衛，即天地之乾坤。乾坤者，施天地之德也；營衛者，施血氣之德也。由是尊卑有位，動靜有常，合造化於一機而無差矣。譬之營衛者，氣血之先鋒也；痘毒者，氣血之敵人也。知者必加滋養營衛以攻其賊，誠萬全之策也。及窺其內之交會得失，必應於外之形色善惡則痘有榮枯變易信可驗也蓋痘出皮膚閒稀處必榮密處必枯亦滋養及焉與不及之應乎惟人受氣血於身是處有之猶天之有風焉地之有水焉二者於天地間無往而不在也夫開落萬物賴乎風滋養萬物賴乎水如天失應於風則開落不成地失應於水則滋養不及營衛應痘正在此耶有若痘發光澤必先應於營衛盛者枯陷必先應於營衛弱者信乎營衛即痘之著龜也苟有不應乎形色正者不得不加治氣血以待充溢然後營血得以隨氣之情培根於內衛氣得以順血之情保障於外血入

氣血交會順德痘必充應若桴鼓焉非保元湯可得而濟其功矣以應其滋養閑落乎是方效功效力在守氣氣守則能拘血附血於是痘形善而變化應矣否則營衛相背交會逆德血不能載則塌氣不能拘則陷一有乖離抗若矛盾則痘毒惡形亦必感於中而應於外也彼氣血不守猶風之泮渙理之自然其何疑哉於戲大哉保元奏功之玄機而能致順太極之大道不可得而言也

○○○順逆險三法圖

凡治痘疹非有鈞衡氣血之能者不得任其職也何哉人在氣交之中未免有内傷外感以致百病生焉唯痘之出則異於是自帝王至於士庶無不由此而一患也且夫毒之為事最為惡極必當察其氣運與衰以鈞衡之法而施治於氣血乃克有濟苟或氣血交會不足半功之能奚足以制其毒必須藥之半功協助氣血收其全功斯為至要故立順逆險三法以為保元湯治痘之鈞衡永為定例使為醫者之有則焉生靈得失吉凶悔吝攸繫乎其間噫非三法之鈞[illegible]

衡則何以濟其氣血之虧盈上以報答帝五下以惠及士庶及觀古人作醫業效於藥者則書之乃出於一時之權乎審其權之於無效者不知其幾多詎可為後人之治例哉愚謂以權為例不若以例為法權出於變例出於恒宜可法其恒以為後世之例則權在其中矣

順逆險三法圖

立三法治痘之科

陰陽交會

順痘

。吉之象也

光明潤澤

成百世醫宗之本

大小不等

險痘

治氣雜涸綻頂

⊚悔吝之象也

不治氣虛從逆

氣陷不滿

氣交不至

●凶之象也

逆痘

死不復生

順逆險三法圖說

夫痘有順逆險三者，古無有也，愚意妄立之名。何則？順者吉之象也，逆者凶之象也，險者悔吝之象也。治痘而執此三者，於以觀形色，驗吉凶，將無施而不當矣。蓋痘之一証，始於見影，終於結痂，凡十四日之間而已。苟非三者察形色之善惡，定性命之吉凶，尚何以訣生死？人將治所不當治，不治所當治，妄投藥餌，亂施死方，貿貿焉不知所之，破其枉死者多矣。此三者之法所以不得不立也。是故吉不必治，治則反凶；凶不勞治，治則何益？至於險者則宜治矣，治之則可以轉危就安此皆必然之理予視痘三十年見其順者多逆者少惟險者介乎其間要之氣血有厚薄之不一也夫氣血盛斯毒易解氣血損則毒難愈惟氣血少弱者雖毒不能頓解然生意未始不固乎其中故必加以補益扶持之功治所當治順所當順斯其悔吝無不平矣予常苦心究討定立法式未足指迷於已往或可援溺手將來觀者幸不以予言爲僭妄而少加繹之之功庶乎此生精神不至虛用也

○○痘出形証日期順逆險治例圖

夫醫家之法有望聞問切四者所以審其証之由也惟痘之為證利乎觀其形色深淺始終悉於備於此矣且痘出乎淫火淫火者人生身之精華妄動之異名也以氣血而中以氣血而守以氣血而發以氣血而解信非氣血不能始終也蓋觀氣血則吉凶傳受之証可驗治氣與則撥亂反正之道可收治者要之留心於其間則目無全牛矣苟能察其理而行之則不失其本末根據如有他法吾所不知也今以初出至落痂日期形症吉凶之象參以順逆險三法為則

以明可治不可治之証畫為圖式凡圖內白者氣也圖外黑者血也圖外之圈者陷也圈外黑蔽者血不附也圖內黑圈者血乾也以次開列於後少備三法之梯階梯而圈下後復立着意定形辨色証有體用之分投劑取功治有折衷之妙其體用之應變折衷之效順而有數存焉學者又不可不留心於此振吾道於生生之闇亦足以近乎仁之用矣

始形圖

氣尊血分者生

順 ● 初出血點淡紅潤色邊

逆 形如蠶種紫黑乾枯

險 圓暈成形乾紅少潤

毒參陽位者死

一二日初出之象如粟在於口鼻腮耳年壽之間先發三兩點淡紅潤色者順之兆也於天庭司空太陽印堂方廣之處先發者逆之兆也雖稠紅潤澤成箇者險也順者不治自愈為氣得其正血得其行其毒不得妄行肆其虐也逆者不治為氣澁血滯致毒妄參陽位無以當其勢也險者毒雖犯上其氣血未離憂虞之象未可加治俟其氣血交會之後以保元湯加桂主之謹防氣虛血散斯無違矣

圓混圖

陰陽得道而形圓

順 ○ 氣溢血附飽滿光潔

逆 ☼ 氣失血散枯死不榮

險 ◉ 頂陷不滿光潔有神

氣血成功而毒化

二三日根窠圓混氣之沖滿也氣之沖滿血必歸附為順也根窠無暈氣離血散為逆也根窠雖圓而頂陷者血亦難聚為險也順者不治自愈為氣血得其道也逆者氣血交會不足致毒乘機而犯內也險者為氣弱不能領袖其血也以保元湯加川芎官桂扶陽抑陰豈有不痊者哉

形色圖

形圖而體天象

順○氣滿血榮鮮明光澤

逆✿綿密如泡黑紫乾紅

險◉根窠雖起色慘不明

色潤而現精華

四五日觀痘勢之形色則知氣血之壯弱受毒之淺深此治法之大要也其形尖圓光澤大小不一等氣和血就順也其形綿密如蠶種黑陷乾紅紫泡者逆也其形根窠雖起色不光潔生意猶存險也順而愈為氣拘血附各得其道而毒自釋逆而不治為氣血相離縱毒內攻險而治為氣弱血盛勢雖挾毒犯上然得交會分明用保元湯加芎藥桂末助衛制營斯為調燮之妙

起發圖

氣血痘鑒能制毒

順○　氣會血附紅活鮮明

逆◎　氣背血離乾枯綿密

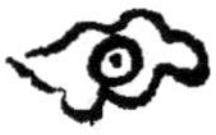

險◉　氣弱血榮色昏紅紫

盈虧雙治見神功

五六日氣盛血榮於內則發揚於外為順氣雖旺而血不歸附其色灰陷或紫陷或發為水泡痒塌為逆氣雖旺血雖歸附不厚其色光白不榮為險順者自愈為氣血豐厚毒受制也逆者不治為氣弱血衰致毒下陷而外剥也險者易治為氣盈血弱不及歸附用保元湯木香歸附芎藭血歸附氣位非平氣不足以會中和之道也

漿行圖

氣血勝淫邪之毒

順 ○ 氣化漿行光潔飽滿

逆 ✿ 漿毒不行神去色枯

險 ◎ 氣血少足光潤有神

乾坤順造化之情

五六日氣盈血附其毒自化化則成漿順也氣陷血衰其毒內伏伏則不成漿逆也氣交不旺血雖歸附不能成漿險也順者可不治而自愈為氣血得中其毒自解也逆者不治為氣血相離不能制毒而外剝也險者須急治之為血氣血少寒不能振作急投保元湯加桂末助其成漿而收濟惠之偉功斯為治矣

漿足圖

血漸收而毒溢

順⊙ 氣足血微神全光潤

逆✲ 氣陷不滿色枯乾紫

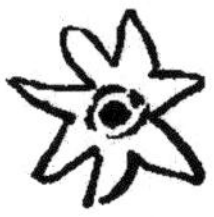

險◎ 氣弱血附光潤不枯

氣已滿而神凝

七八日氣旺血附其毒化漿順也氣血乖離其毒不化漿逆也其氣血少緩毒雖化而漿不滿險也順則不煩治而自愈為氣旺拘與化毒之故也逆則難治為氣血不及不能振作以制其毒以發癰發疔者可生外剥內傷者必死險則可治為氣血有礙不能大振以保元湯加桂米發揚助漿斯可以保全生命矣

漿老圖

血賴天和而保命

順○氣旺血化毒始去身

逆　氣陷不滿毒成外剝

險◎氣平少冲紅黄色潤

氣形毒化而成功

八九日漿足氣血之功成矣氣血功成生命定矣如無他証順而已矣漿不足者氣血盡矣氣血盡而大命臨之逆矣漿不沖滿血附線紅氣弱而險也以保元湯加桂米以助其氣而駕其血斯漿成也於此可見施治者之妙道也

血盡圖

邪正明君臣道濟

順○氣平血收光色始斂

逆◎氣弱血凝枯朽剝極

險○氣少沖滿血亦有力

真元固氣血功成

十一二日血盡毒解氣調漿足此生生自然之理也為順或血淡而漿薄或血凝而漿滯以見氣虧而毒不解為逆血盡漿足濕潤不歛者内虛也為險以保元湯加苓术以助收斂結痂

君道成而臣為致

結痂圖

順⊙ 氣血歸本神化功全

逆◎ 氣血不全功虧一簣

險⊙ 氣血致功神化太過

神化全而毒勢乎

十三四日氣血歸本毒既殄滅漿老結痂順也毒未脫形諸邪並作雖云結痂此其逆也毒雖盡解漿老結痂之際或有雜症相仍以保元湯隨証加減不可峻用寒凉大熱之劑恐致內損之患故也

還元圖

蛻盡客感淫邪之火

順 氣血無恙痂落瘢明

逆 氣血兩虧天年盡矣

險 氣血功收神化少全

補全太和造化之功

十四五六日氣血功收痂落而無他証順之徵也痂未易落寒戰咬牙譫語狂煩疔腫作者無可生路逆之兆也痂落潮熱脣紅口渴不食者險之勢也以四君子湯加陳皮山查黃連湯甚加葶岑苓白朮散不解以大連翹飲去黃芩主之証去之後多有內損或餘毒未解此則尤難治也

頂陷圖

氣弱毒滯而成形

◎

陽虛陰實之象
故性好下陷也

血附漿行而順道

七日前後五陷者氣不足也氣不足不能收血而毒不能成漿蓋氣不勝毒故也七日前後見此宜治以保元湯加桂芎糯米溫胃助氣又以水楊湯沃洗之血不榮加歸至十一二日漿足或有之如血氣光澤有起勢者亦不可過於治也深恐滿而過盛反虐百骸或血如死灰漿不滿足其血雖附不榮而兼有內証者性命不可保矣

倒陷圖

九仞山成功虧一簣

○

内外俱虚之象氣血勢離故滿而復陷也

兩儀道否治賴孤陽

可以養之也之七年　又豐長上　艮文今平

七日前後倒陷者氣血虛也七日後根窠發足漿行之次因濕氣陷毒即隨氣血而反陷也如血不走歸附鮮明衛護之力尤在治必有可極之理其血不顧亦必挾毒攻内禍復起於蕭墻其可救予急以保元湯加苓朮肉荳蔻湯以參苓白朮散主之又有峻用發泄毒劑致傷元氣而氣血隨毒勢反陷伏者有之用予保元湯者豈有是患識謂一綵九鼎治者斷斷

陽毒圖

毒聚媒孽之初

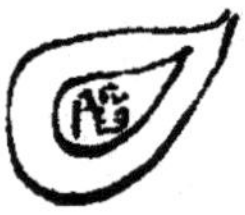

陰

外實內虛陽之象也故性外旺也

功收裨補之後

[illegible]鑑卷上

七日前陽毒者瘡也或瘡未痊及初結
瘢處肉分必虛毒受氣血
相擊周流百脉必趨虛處而出也蓋陽
瘡陰毒溷雜一棠反勝諸
毒而名之也其毒濕潤者為氣血俱盛
而諸毒易成漿也其毒枯
燥乾紅氣血俱弱毒與諸瘡相杭而俱
不成漿也治法同彼頂陷
如枯轉潤紅變白其漿自溢於此可見
治者之功効也

臁毒圖

毒聚於已發之未發

手形

曲池

手之三陰交會處

足形

委中

足之三陰交會處

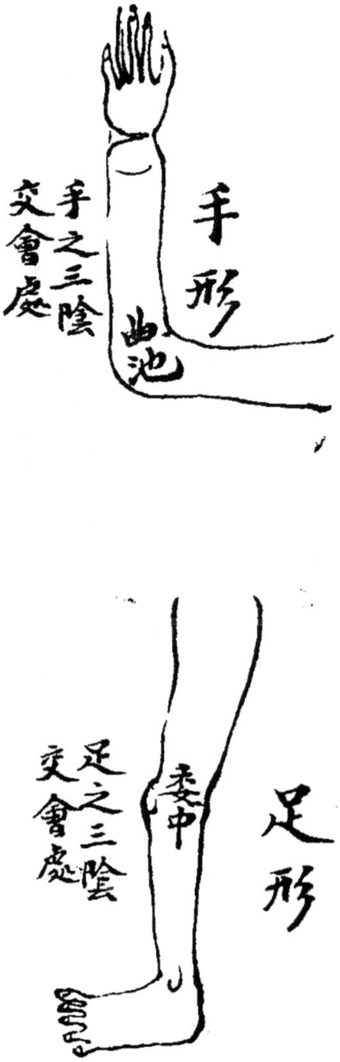

功收於欲危之未危

七日後發癰者陽毒也瘟之毒併聚一處而假其名也蓋氣血不能拘收乘載其毒使氣弱血盛陽分空虛血則載毒傳注四肢合處合者海也曲池委中是也毒不成漿七日前後發者宜縱之散其毒許從此而出也若治其毒必隨証而散內攻臟腑必無可生之理如瘟毒已解血氣豐盛宜解散其餘毒以保元陽加解毒湯主之為妙

疔毒圖

氣有全道之功

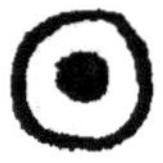

⊙

中實外虛陰之象也故惟犯內

毒無立身之地

[illegible]

九日後發疔疔者釘也毒叅陽位聚而自成窠穴也蓋氣位弱而血分不密其毒性不能自散故聚結而成其形如氣固血盛則毒受制歸附豈有是邪結於四肢或小或太不近臟腑雖抵穿筋骨者易治結於頭面腹背逼於内者其勢必攻穿臟腑難治如不穿者急治治不可加峻以保元湯加牛旁當歸荆芥助氣逐毒待毒液滿自釋也

内潰圖

起風寒不測之端

腹形凶象也

絶天地有生之路

七日前内潰者胃爛也蓋因風寒所中腠理固密陰陽二分壅塞不通其毒内攻氣既不能拘血血血又不能載毒臟腑之間毒火炮熾則潰而成膿口舌皆白是其驗也如此甚害生靈何其慘毒識者知疽毒未出之時或有風寒阻隔氣粗熱感身必戰動腹肚急疼謹防其患以和解湯升麻逐散寒邪開泄腠理縱毒而出豈有是証者哉

好痘有五色歌

紫草紅

蒼碧高尖突若峰　根活名為紫草紅

內尚血熱猶未盡　紫草木通湯有功

蠟燭紅

四圍光澤頂尖平　滿綻桃紅蠟燭形

此為血熱氣亦熱　四苓一服自然清

桃花紅

根窠亂落隱隆隆　狀若桃花落地紅

氣虛血澁因成此　調營散服定然豐

可以贊天地之化育　以全[illegible]

應下紅

潤澤尖平似覆鍾
更兼根窠膿滿亮
四圍活者應下紅
七日收斂方得功

瑞草紅

根窠亂擺色微紅
此因火熾混搖極
光綻頭平龍眼同
紫草木通服有功

好痘有五形歌

現頂白

頂白根淡屬氣虛　光澤隆隆却似珠

此痘名為現頂白　八物湯投頃刻回

飽茱萸

邊碧頂凹似茱萸　根窠紅潤色光輝

四圍突起中心陷　急用保元大補虛

春蠶子

此痘紛紛狀若蠶　大小參差不一般

色紅潤澤根窠美　四物投之即自安

圓碁項

根紅色潤項圓平　頸如碁子一般青
此因氣少元陽弱　保元一服可安寍

草尾珠

遍身凹伏色猶輝　形如草尾露垂珠
邊圍光澤兼紅活　內托投之展即舒

惡痘有五色歎

烏鴉斑

平平在肉號烏鴉　昏昏隱肌亂如麻
中心黑陷四圍紫　服藥無功入死家

紫草斑

脚紅頂紫色妙紗　氣虛毒盛不能加
憑投紫草涼心血　少得安寧終有差

雲頭斑

淡紅陷伏若雲頭　此症逢之實可憂
更兼脹滿喉中响　定知命在兩朝頭

蚊蟲斑

遍身肌肉色如斑　形似蚊咬却一般
氣虛血澁因此症　紫草木通服可誇

隱血斑

氣虛胃乏血枯乾　破綻無膿隱血斑
皮焦肉紫兼煩悶　延至四日入黃泉

惡痘有五形歎

乾皮瘡

血多氣少號乾皮　熱甚瘡枯伏在肌

惡將退火湯來服　纔用內托保元醫

紫萍瘡

出時血紫不貫膿　隱貼皮膚似紫萍

此因火毒邪淫熾　六日應知命必終

白萍瘡

色白如灰不灌膿　如萍貼肉必為凶

氣血俱虛當用補　保元歸芎乳酒良

赤萍瘡

根紅頂滿悪層層　形若桃花映水紅

先將導赤凉心火　四物隨時獲大昌

蓮肉紅

出時倒塌又無膿　肉腫如依帶頂紅

脣裂舌乾腮頰赤　遷延九日一場空

二十八般怪惡痘名 附說并有歌

雲遮天庭 其形遍身磊落光澤惟天庭一片血泡

如雲頭相連樣者是

雲遮天庭雖可嗟 心家客熱火炎添

急磨犀珉涼心炮 免教孩子命歸泉

烏紗浮額 其形遍身光澤細潤惟天庭一片黑痘

如烏紗在外白黑中者是

烏紗浮額不為祥 遍身紅綻枉榮昌

若逢此症休投藥 過至兩日命冤傷

灰撲印堂 其形光綻遍體胸背似美惟印堂一片

[illegible]

[illegible]

如豆殼爐灰色者是

心家少血實難當　色白如灰撲印堂
更兼腹滿喉中悪　保元芎歸紅花湯

紫萍隨頷　其形遍體如珠惟印堂一片如紫萍伏在皮上者是

紫萍隨頷實慌張　熱甚喉疼發悶狂
急用紫雲涼火毒　管教兒子喜洋洋

霞錦穿胸　其形遍身光凸惟胸前一片紅赤如雲霞之象者是

紫紅遍赤結於心　錦穿胸膈不勝嗟

火毒内攻根結固　神方妙藥總難醫

黑碁排胸　其形一身紅綻光潤但胸前一片黑陷如圍碁子樣者是

胸前黑陷最非良　毒入心肝熱發狂
此症逢之休投藥　三朝子母兩分張

紫雲佈胸　其形一身潤澤如珠但胸前一片紫狀如雲頭樣者是

胸前紫色狀如雲　血枯氣澁毒來薰
咬牙顫棹脣焦裂　頃刻時間喚暮春

梅花飛胸　其形一身光綻紅滑但胸前一片灰白

可以贊天地之化育　心全元三　民元東

色如覆梅花樣者是

胸前灰白梅花色　血枯氣少須審識
參桂歸著乳酒始　免使全家俱哭泣

桃花映背

其形遍身光綻　惟背上一片色紅如桃
花伏肉樣者是

背青赤覆似桃花　平平貼肉不榮華
急涼火熱科邪毒　七日須知功效誇

紫萍浮背

其形遍身光突　背上一片色紫如浮萍
萍伏肉樣者是

片片紫色貼皮膚　狀若青萍映水淨

火邪已入難攻治　兩朝三日命竃孤

雲鋪魚背　其形遍身紅斂惟背上一片色白如爐灰伏肉者是

背上一片白如灰　瘡陷平平貼肉來
只因血少難攻補　十日應當作土堆

烏紗落背　其形遍身光澤惟背上一片根白頂陷不起者是

背心不起似烏紗　毒從中入烏如鴉
更兼脹滿煩悶亂　一朝決定入仙家

爛珠貫項　其形遍身俱美頭項一片灰白色如荳

[illegible]

殼者是

頂心一片爛珠砂　色灰項隔氣虚成
急將鈔藥施恩巧　天雄加入保元湯

赤萍貫項　其形遍身俱美但頭項一片紅赤如浮萍伏水者是

四肢光綻項猶紅　形如萍葉出波中
都緣毒盛膀胱熱　紫涌六一見神功

紫雲貫項　其形遍身俱美俱頭項一片紫泡乾枯陷伏而不起者是

須心紫脹不為高　熱淫於内苦難熬

延捱七日尋歸路　任是良工救不回

烏紗貫項　其形遍身紅綻但頭項一片乾枯黑陷者是

項心一片黑乾枯　音啞喉乾臭氣粗

血枯氣敗元陽脫　毒入心時鬼魄孤

黑陷鋪唇　其形遍身起發但頭項上及唇間一塊如黑殼者是

黑陷鋪唇是死形　聲啞神枯目轉睛

四肢厥冷喉如鋸　三朝七日不留停

紅紗拂面　其形遍身光綻但面上一塊紅赤如斑

樣者是

面上微紅色似紗　七朝十日不生痂
急將犀角七金服　解毒方知功效誇

楊花飛面　其形遍身紅潤但面上一塊如爐灰白不起者是

形似楊花拂面來　此因氣血兩俱衰
急投內托加雄又　變作珠形免後疤

葡萄落地　其形遍身起發但腰上一片紫黑色光突者是

腰間一片紫紅斑　形似葡萄落地間

爛栗居臀　妙藥良醫難施救　過期兩四日命西方

其形遍身如珠光滑但臀上一片如栗殼臭爛者是

灰白無光失痘形　單居骶骨一堆增

色如爛栗居臀上　下元托補可安寧

白梨隨腹　其形一身光綻但腹上一片灰白色不灌漿者是

白梨隨腹不能醫　元陽衰弱氣家虛

無膿空殼梨花樣　半月加驚命必傾

黑棊布胸　其身一身紅潤但腹上一片乾黑頂陷

丁以黃氏血之比言　乙監吳二　之　戊辰甲

伏內者是

黑甚排胸命將殘　闕

心鑑秘傳卷上

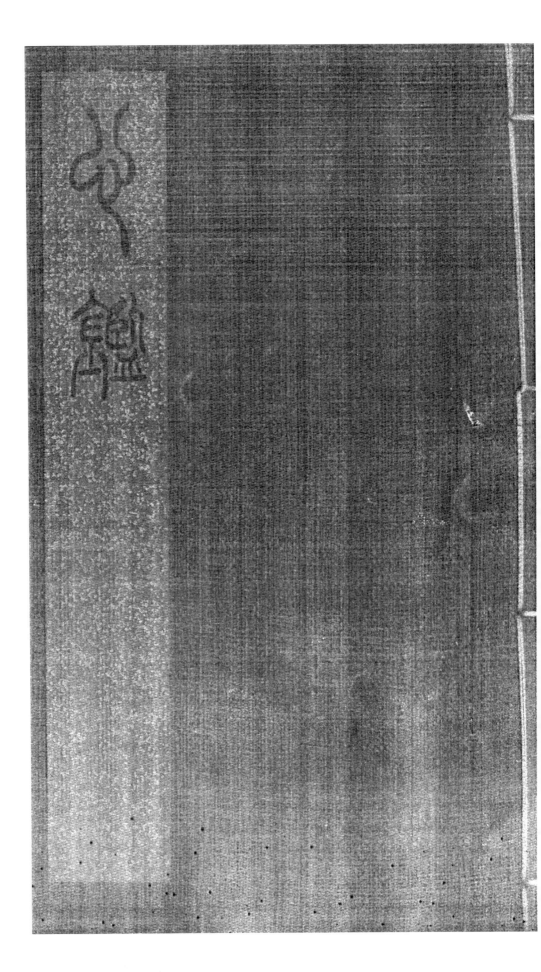

幼科心鑑

孟河馬氏秘傳

痘疹全書

大清光緒龍飛在著雍閹茂如月贊化劉行周謹錄

目錄

[illegible]心鑑目録 上 [illegible]

卷下目錄全

原痘篇 第一

蓋夫痘者豆也象其形而名之也順其形則順逆其形則逆以見前人命名之義有在矣蓋痘之為症根於精血之初而成於淫火之後男女交媾無欲不行無火不動欲因火生火因欲熾精行血就何莫而非火之所為且二五妙合精血鎔冶而成臟腑皮毛筋骨之形夫形既既成而火即已中乎衆體無象無臭人可得而測耶毒中必發特俟其特耳俟時而發必假氣血有如真金雜銅須藉火之鍛鍊斯其銅可出痘毒非氣弗領非血弗載使氣

不盛則何能逐其毒血不營則何能任其毒氣無運用領載之功不前又惡乎能解以此觀彼豈不明甚矣乎又若痘有稀稠乃受火有淺深之故而其吉凶生死亦皆於此焉分或遇天行時氣擊動而發者何也天地之沴氣與人身之遺毒同一槖籥相感而動如水流濕火就燥雲從龍風從虎之義而又人之真氣與客氣不容竝立故也予常慼其赴害生靈非天之設非火之罪誠父母之過也明者鑒之

原痘篇第一

精血篇第二

蓋陽精者水穀生化清之元也陰血者水穀資化濁之元也其元者誠生育之源也蓋陽生於申寅陰生於申俱盛於巳火故男子三十歲而陽足女子二十歲而陰足陽足從陰陰足從陽陽從陰陰從陽各私其偶以見天地生育自然之理也是故男以精為主女以血為主精血之動非火不興隨其性而行之則順及其恣情肆欲火熾淫生則逆矣男女一陰一陽各盡其道得乾坤易簡之理而成其孕則不失天地生物之節豈有淫火遺患於骨

可以贊天地之化育　以鑑著一　二　而天車

肉哉迷而不悟後悔何及予知此理謹告四方有

道者鑒焉

精血篇第二

淫火篇第三

蓋淫者欲之溢也火者欲之極也出沒隱顯洞洞不可得而名也夫自男女交媾縱其烈熾火毒遺於精血間雖無形聲殆如焚之有烟擊之有火一自然而然者精血成形臟腑皮毛筋骨要皆此火之哭然火性炎上寍不因時隨勢而發故曰痘之所在皆淫火之所在也抑男子陽盛淫火起於氣女子陰盛淫火動於血氣則薄而清血則厚而濁薄則順真氣生也厚則逆真氣衰也氣盛而稠者陽毒也血盛而稠者陰毒也陽毒易治陰毒難

理於此可見淫火遺患之不細矣有道者戒之

淫火篇第三

察形篇第四

夫包血而成圓者氣之形也天之象也毒出血從氣交則圓必周净以見氣之制毒得其官矣附氣而成暈者血之形也地之象也毒出氣從血會則暈必光明以見血之制毒得其職矣然知氣和血就痘行袪毒斯其邪正自分痘可不治而自愈苟或和者亂而順者逆內力不王將見毒肆攻剝痒塌倒陷之患作矣治者當以實其肌表不使內虛祟其補益不俾毒勝庶乎可也不然圓暈之形脫去雖力有援天下之溺者亦無如之何也已矣

司以贊天地之大章　以全卷一

日　民天章

察形篇第四

驗色篇第五

蓋五色者五行之精華也正則光而明衰則慘而暗五臟榮枯於此可見矣故痘毒之出於臟惟利乎明不利乎暗光明者氣血旺也慘暗者氣血衰也氣位旺而血得其令氣位衰而血被其內血非氣則毒不收氣非血則毒不化信乎痘毒必氣血而後可以始終其功且夫色之紅之者毒始出也白者毒未解也黃者毒將解也乾黃者毒盡解也灰白者血衰而氣滯也黑滯者毒滯而血乾也焦褐者氣血枯也如紅變白白變黃黃者生之兆也紅變

紫紫變黑者死之兆也且毒出於五臟而獨不主一臟何前人言五臟各主其色斯言謬矣予常究錢氏陳氏之論皆過於理有若所謂變黑之說果何謂哉然五色固有之而又不載各臟治法但用辛熱解毒發泄之劑若此不過攻毒動氣之術耳嗚呼痘果可以如此一例治之哉須察形色之淺深辨邪正之善惡治必固真氣以勝其毒斯為可也予曾試驗無失知此者豈有顛沛之理歟

驗色篇第五

稀稠篇第六

蓋淫火順逆毒受淺深痘之稀稠可見矣蓋稀如西豆則毒不能勝其氣血雖不治其邪自解間有氣血弱而為風寒所侵泄瀉所陷毒藥所傷者亦有可死之理焉稠如綴粟則氣血不能勝其毒其毒反勝火動生風鼓動氣血氣血柔弱則無以當其邪表裏為之不順營衛為之不調十二經絡百脈七竅皆為壅塞如此者可得而療乎間有氣血勝於毒者其形圓淨不連其色紅活不滯大加保元湯連連進服防其倒陷損爛痒塌斯為要法奈世

之爲醫者不此之悟也噫

稀稠篇第六

順逆篇第七

夫真氣勝於毒則順毒火勝於真則逆順逆之理不可不明如初熱時或微或盛三二日身涼見痘作三四次而出又尖紅光澤飲食如常此其順也初熱時或驚悸不寧或作寒熱或吐瀉或腹痛甚至迷亂不省人事或悶亂喘急或連熱齊出色不光潤此其逆也順者不煩治而自愈逆者實則解散虛則補益如氣其圓血得其圓血得其附鮮明潤澤雖密可治使其氣也不圓血也不附紫泡黑陷者雖稀不治順逆之機生死反掌治是者其可忽

百以素天生之不有　以血氣之一　一　天之草

諸

順逆篇第七

寒熱篇第八

蓋夫腠理者肺氣之門戶也苟為風寒閉塞則清道不能疏通而施其令矣蓋動則熱火鬱則寒寒極則熱熱極則寒此其陽極陰生之理也惟痘之寒熱則多至於內虛何則未出一二日間而發者為實此氣血與毒火相攻氣血旺而不受邪觸故也已發之後而發者則為虛矣夫發於毒盛者則為邪勝發於毒少者則為虛極發於結痂之後者為餘毒或用毒藥太過元氣虛損者為太逆或七日前後而獨熱者為痘蒸氣血與毒俱盛之故也過

也或十四日後而獨熱者亦爲餘瘟當補益血與氣大有不同氣無形之物也無形者有神卒能旺於斯須有形者無神須當養於平素故氣少虛可以補藥彌之血若一虛則出瘟之際纔十四日之限乎耳尚何可以卒然易補而易旺哉此所以是証爲難治者不耿視以爲泛常之渴而致有瘁塌之悔也

寒熱篇第八

痒塌篇第九

夫陽分者氣居之地也陰分者血居之地也陽氣弱則陷於陰陰血盛則乘於陽氣少虛則血進步血少虛則氣下淩此必然之理也然果何以謂之痒塌耶蓋因血上行患分血味木鹹螢皮肉爬破血流而故然也然氣愈虛而愈痒痒之甚必氣陷而毒倒塌矣此症當以保元湯倍加黄蓍而助表少加芎藥以制血其痒斯止或有食毒物而發中氣致津液外行發為水泡血泡氣勢虛甚水遺肉分澁滯難行不能進退作痒不已爬穿皮肉如湯火[illegible]

曰以贊天地之化育　心鍼者　木　肩春車

泡然者有之此乃不治之症矣予治瘧固表固裏

未嘗待氣血失政豈有痒塌之患哉

痒塌篇第九

夾疹篇第十

蓋疹之毒與痘之毒不相侔矣蓋痘毒出於臟疹毒出於腑也然皆中於有生之淫火故其症雖異而其原則同受有孕成之初先有臟而後有腑臟乃積受之地腑為傳送之所臟屬陰故其受毒為最深腑屬陽故其受毒為差淺惟其有淺深之殊況疹毒受於運化之間是以其症之發也輕而易解若有不解者乃為內實而外中風寒之感也夫解痘疹之法痘當從外疹當從內此不易之常法殆非風馬牛之不相及也凡孕婦發疹熱極不易退

內實之故也必下其胎胎下疹即隨熱內解而愈惟痘之發觸於天時行時氣疹之發中於時氣風寒本非尋常痘發者或有痘行齊發之証此則所謂兩感矣愚謂痘出之際毒超百竅被風寒封固腠理兼氣血壯盛濕蒸上熾擊動臟毒故而痘出是皆不順之候如痘稀疏可以升麻湯解之疹散痘出其勢自利則痘之輕重治止用乎常法若痘太盛其疹雖解殊不知氣血已受虧於前矣誠恐內氣弱血不能收斂其毒是尚未可議其有生此所謂蠹食木木盡蠹死良有以也

夾疹篇第十

夾斑篇第十一

蓋夫斑者乃血之餘也苟血太過而氣不及則衛氣疎缺不能密護脉絡而致太過之血夾毒上浮矣不此之故而何陳氏所謂三翻斑疹者非也然則夾毒而出非熱煎熬血分烏得有是証耶夫痘毒隨臟而出其發之疾最為迅速殆如火藥然血亦乘其勢而發為斑也如痘毒起齊內必虛矣內虛則斑從內解不解以升麻升麻湯加歸芎主之又有或結痂後而發者餘毒熱盛煎熬肉分其斑必爛此以解毒湯加歸芎防風盛則用大連翹飲爛

可以養其血之作有　以氣者可　上　居者卑

處以生肌散傅之可無不瘳矣若夾毒初出色赤如火乃毒滯不能宣發之故當以四順清凉飲一服如大便去一二次而斑或退則血附氣伍即以四君子湯加蒼姜棗進之如不止可加肉荳蔻即止務須預先煎藥伺其斑退血附與服防其損陷斯可謂用藥得於用兵之道矣

夾斑篇第十一

驗脣口篇第十二

蓋夫脣口者與五內相通能辨五味為飲食節送之門戶也使五內非此其何能受飲食之益以長養其氣血耶故氣血之盛衰受毒之淺深觀於此足以見內証之吉凶矣痘未出時宜紅活如常不宜燥烈乾紅如見黃白赤紫而不潤澤者或見氣粗熱盛舌白至脣濕處而胃爛者是皆不治之証矣又如脣上痘出相連諸痘未發而此痘先已黃熟則其毒內攻已成使毒亦難成漿者尤為不治之證奠間有氣血下陷毒攻脣口靡爛成疳疳難成

矣若得黄白膿水出者此又差可治也又有色如乾醬其肉臭爛一日爛一分則十日爛一寸名曰走馬疳者世無可治之云矣若痘未褪謝連唇口経乾紅查滓頰紅唇紫之証此乃欲成腮腫之候治宜解毒清其腮熱此以解毒湯加陳皮歸芍桔梗黄連甚則大連翹飲若又轉加痰喘作嗽以參蘇飲主之醫者工巧而此証亦可治焉

驗唇口篇第十三

別冷熱篇第十三

蓋夫痘之毒非熱不能發痘之出非熱不能損惟氣血二者之間得乎中道斯為美矣苟有當熱者有不熱者有不當熱者有反熱者是皆逆之道也當者毒未出之前宜大熱以逐其毒非熱何能達表不熱者毒未出之際却乃頭溫足冷不能盡發其毒致毒反攻於內此皆氣血盛衰之使然也不當熱者毒既出宜表裏和平長養氣血以助毒成漿反熱者毒出熱盛則氣血煎熬往來不宣不能拘收其毒毒熱出路甚則氣泄血失之患皆即此而

人事之出之也言　心鑑卷下　上三　氏下千

可以謂天地之仁[illegible]心鍾[illegible]土[illegible]春[illegible]

太見矣然則何以知其熱之盛也但覩氣粗而赤耳冦反熱耳朧之間平時冷處今令皆熱至是其証也治宜毒未出之不熱毒既出之火熱後以保元湯加桂助氣血以逐其毒前實以升麻湯虛以和解湯以意加減調平氣血尚何功效之不有收耶

別冷熱篇第十三

面目預腫篇第十四

夫氣乃血之標，血乃氣之本，一身之間營護相生，殆如根之有枝，枝之有葉，陰陽交互，各循其政，不可須臾離也。其痘起發五六日之際，有面光腫光亮者，是陽乘陰分，毒不能發也。何則？血有不足，根本已失去矣，將見虛陽動作，其氣妄行，内分區區不足之血，亦何能乘載其毒而出耶？則七日之後，傳經已足，氣退毒陷，陰陽各失其政，尚何可治之有哉？治者不可不預爲調攝，氣以血以保重之。世之不知此理者，而欲強之以藥，是亦求全於毀也。

面目預腫篇第十四

目睛露白篇第十五

蓋元氣者先天之氣元命之主也衛氣者後天之氣生命之主也治痘必須察元氣之淺深審衛氣之厚薄而施治之則無不當矣要之何以别乎元氣為衛氣之母母餘必益於子子必賴穀氣之餘以養其母然後元氣得以固守人身衛氣得以長養氣血生生化化工合天地亭毒之功為何如哉然然所謂目露白者何也蓋因元氣虛損督脉縮促致睛上吊所以有是証也此非痘毒之故惟為毒去之後衛氣受虧不能顧其母故也治者多謂之

可以質大方之作者　心鈔卷一　言　府君草

風誠爲謬矣無寃者不治失意恚而不省人事者亦不治但只露睛而無他証者可以保元湯加陳黃米主之蓋人參固元黃蓍固衛黃米又助胃氣以益其衛衛壯則能助其真元斯其症可療也惟七日前睛露者毒尚未解毋氣即離子必凋弊其難治也必矣

目睛露白篇第十五

寒顫閉牙篇第十六

夫寒顫者陰凝於陽陽分虛則陰入氣道而鼓鼓作寒不待哧而自戰也閉牙者陽陷於陰陰分虛則陽入血道而兩齒相對作聲不待力而自閉也七日前見寒顫者表虛也閉牙者內虛也七日後見寒顫者氣虛極也氣虛者以保元湯加桂以溫陽分血虛者以保元湯加芎歸以華陰分有獨寒顫者有獨閉牙者以一體治之又有不省人事閉目無言者讝語狂煩尋衣摸縫閉牙不已者此皆氣血將盡毒伏於表之故也若此特有一縷不絕

可以參天地之化育[illegible]

之氣而已世欲求全生道此猶覆水而欲再收豈其易耶

寒顫閗牙篇第十六

喑啞水嗆篇第十七

夫心之氣舉擊出於肺而為聲其喉之竅若管籥焉金受火制之使然也痘之發氣拘血載奔行四肢百脉因風邪沮塞腠理痰唾稠粘有礙氣道其毒不能盡行肌表故成咽啞咽啞者痘出氣喉初甚細小不覺不及至肌表之痘成漿內亦成漿其毒壅盛則氣出管籥窄狹所以氣舉擊出之聲不清也不清者肺金之受害也水嗆者毒壅會厭門也然是門飲食所進之處如飲湯水則毒礙其門不易進納而乃溢入氣喉氣喉者不受物之處故發

為嗆也或進穀食而不嗆者蓋以食有查自能入其門而非如水溢不犯氣道故也七日前咽啞水嗆痘為逆証七日之後而有者不待醫而自愈外痘結痂豈有內之不痊者哉故先賢用桔梗湯服於已發未發之前蓋所以清其氣道不使毒之有犯此預治之法世不可去若待証成而欲治之可謂不通矣

咽啞水嗆篇第十七

失血發泡篇第十八

夫痘之發惟在氣不可弱然亦不宜太盛太盛則恐傷其血蓋血失之由氣盛攻毒為風邪沮塞清道熱盛火熾而氣與毒相挾交爭血不能勝以致錯經妄道渙散無統是皆氣盛於血之患也然則血之妄行有從口而出者有從鼻而出者有從大小便而出者有從陽瘡而出者有從痘毒而出悉皆不治間有從鼻出者得生何也蓋為氣盛逼血血載毒奔行週身傳注臂脉斬闕而出不犯其內而故無所害也至於口出幷大小便出者多死何也[illegible]

蓋因有犯於內而故有所傷也若陽瘡痘毒間出者則為走泄走泄多內分空虛毒無定位是証之由非此而何及至發為泡者乃氣有餘而血不足之証血雖載毒特如羈縻而已終不能上附於氣使氣分獨盛有過本位致津液隨氣呼吸上極毒出之竅而發為水泡凡氣之過於盛者則壹其所振所作如風之撓物者然無所不及無處不入七日前若入於腦則呵欠噴嚏其氣漸泄其痘不能起發圓混七日後若入於腹則如雷作鳴甚則飲水亦鳴或便氣下泄其痘尤不能成漿此皆氣之

所為如此發泡者以保元湯加白朮山查少潤水氣下行以平其氣治氣之法當可補其不足不可虧其有餘蓋血弱一時不能補益故補氣之功易補血之功難蓋氣無形血有形血之為血非五穀滋味精華其何能生化耶若過於益則又載毒泛溢反為大逆矣治者更能安其氣位何患血之不歸附哉

失血發泡篇第十八

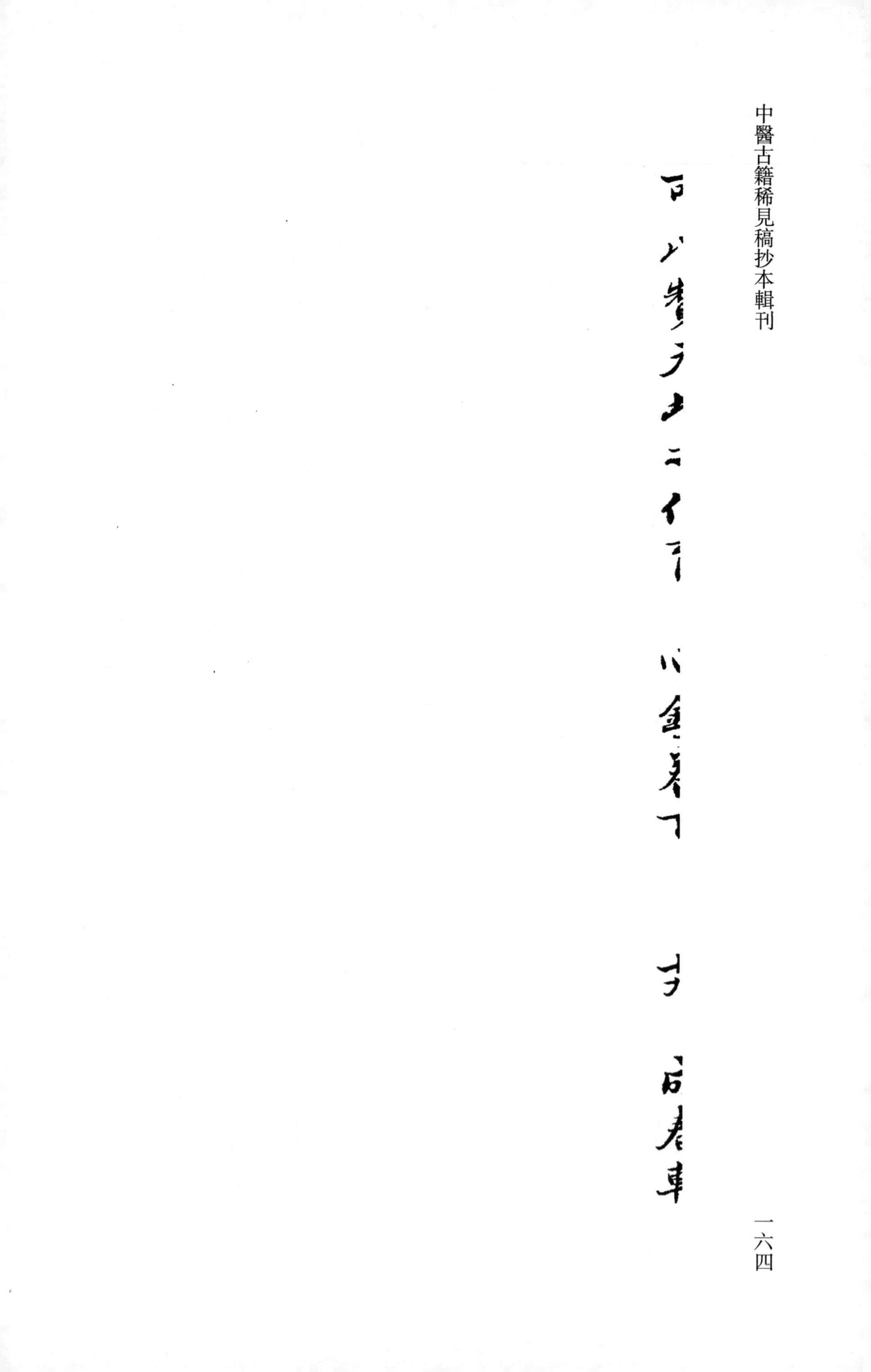

風寒兩感篇第十九

夫痘内毒所感也風寒外邪所感也若痘出不快蓋因風寒横塞阻絶無路可出之故也痘未發之初以升麻湯和解湯量輕重治之既出之後不解以保元湯加姜桂主之及至行漿之次又未解乃以水楊湯沃洗此湯之性大能滌去風寒大抵治此痘之法常以保元湯加姜桂之劑連服二次於前而乃以水楊湯暖沃於後内外相攻風寒易去其痘毒豈有不發之理亦不可峻下解散發泄之劑皆傷血氣交會之機不然致毒内攻不救主檳之

毀寶過究歸誰歟

風寒雨感篇第十九

餘熱宜治篇第二十

夫餘熱者本虛熱也何哉痘毒一解則陰陽二分因而俱虛所謂火從虛發之義信不誣矣然其熱多發於午後似觀兩臉赤色乃其証也蓋虛盛則發熱發熱則譫語狂煩此乃理之必然若有此証不可作熱治即此虛陽動行亦必為之强陽前後以保元湯加黃連甚則大連翹飲主之切忌妄加他藥以致壞証則變為危難而不可治矣此等痘症最要預為調理否則日久成疳癆或眼目疳蝕咽啞風搐筋牽睡露白睛走馬牙疳諸疾皆自此而

[illegible]

作矣斯時有斯証豈不凜凜乎其可懼哉

餘熱宜治篇第二十

痘出宜補不宜攻篇第二十一

惟天地以太和之氣賦於人而人得之以成形形者血氣之具也夫氣血猶天地之有風水風水者即天地之氣血也故人非氣血不成形氣血非水穀不長養信乎天地人之大父母也而人始終不離乎天地蓋人之身根乎內者曰神機根乎外者曰氣血氣血者神機之充神機者氣血之帥故二者旋相交養此其生生之道存焉然天地之元氣大而難虧否而易泰者人之元氣薄而易壞剝而難復此不易之定理及觀聖人致中和而天地位萬

物育桀紂壞王道而伊洛竭九疇斁何則天地之氣猶且難於攻也而況於區區之人乎故人之性命惟係乎補之何如耳且痘毒客於百骸必賴氣血尅制之力始得全乎生命痘毒之發也奔馳脉絡間血不縱其毒乘載上行氣分不容其毒拘領逐散肌表斯毒於元氣無妨矣有如順水之載輕舟而又得風駕之力尚奚不濟否則水不順矣舟不輕矣使無風力亦何有克濟哉是以毒苟既盛使氣血足以領載斯正能勝邪氣血一敗斯邪反勝正中氣於焉不固神機於焉不守神門於焉不

禁血無氣領毒反內攻於戲垂氣元氣至此直一綫矣苟非保元湯內固外護匡扶之力毒之為害曷可得而勝言予常痛用峻藥者特荊卿徒以一匕首刺秦王計耳終非所謂長技方萬全也每見殺害無辜可勝嘆哉予且以峻藥言之峻藥多熱毒其性驕猛其氣燥烈兒服之後搜臟擣腑一時駕毒并氣血衝達肌表父母見之治者能之未嘗不見之一快也殊不知冦盜雖出而內備已虛富可保其冦不復入乎將見氣血受害真元愈耗藥不再峻毒斯內攻一快之後百悔並來其兒不死

更何之予故曰治痘宜補者即王者當行王道雖若迂緩而自有益於天地萬物也治痘用攻者即霸者務行霸術雖若快利而卻無補於天地萬物也世之懵懂何不思之甚也乎古人以良醫與良相肩而言之得無謂斆學者更宜潛翫審察可也

痘出宜補不宜攻篇第十七

原保元湯製旨篇第二十二

蓋製保元湯者有自來矣予幼時習痘一科祕視驗吉凶人云有眼力猶今之村叟老嫗涉歷過多而能辨生死者也雖則有得於毫末而所以然之故不知從何而來從何而可著塞猶存及觀錢氏陳氏二家之説不一各執己見立方劑或寒或熱或補或下有所不同每見人用此者多被折傷然不知治各有旨又不知治各有時於戲惟人之生命為重然因求其生而反得其死固不敢效尤掩而不習及逾數年予子丙患痘少稀熱極不發迎醫

下以贊天地之化[illegible]　以集[illegible]一　[illegible]　[illegible]

朱汝明往觀之日內虛故也用四君子加黃蓍紫草一二服痘發足而解後隣里感行夭死者紛然見而憐之遂竊前方數劑投施貧難屢驗起死十餘見漸得其間虛實之旨即聞播於閭邑車舡來迎迫無虛日自揣不盡其術恐陷於人杜門辭之或有越牆進而求售者亦有各相邏拜而懇求者勢不容於不為遂流於斯業且得汝明先生之方也審此方與他法雖殊但遇寒盛者則不能成漿乾渴枯蔫萎而死者有之因自咎不精之罪又欲捲而不行卻乃深究其蓋忘廢寢食一夕枕上遽

蓬然有得於心此白朮燥濕茯苓淡泄其水之故濕蒸之氣不行而使之然也譬之甑中湯氣上行則無物不腐矣後用減去應手如響始得氣血盈虧之理然又患其藥性太緩發之不盛恐越七日向来之限而更評論斟酌乃加官桂以助其力如東垣用補劑加姜附之义也而又得君臣佐使之法既而用之久年發無不中矣予製此方之難莫若登太行涉劍閣而不以為難合履此險患不知其幾虛驚耳故以人參黄芪甘草三品之神劑加贈保元以其功能起死也即東垣所云用去虛火

「人參之也之之」[illegible]

之藥聖藥今用之偶然暗合其旨百世之下復繼
斯道於痘科誠先生濟世之心不泯矣予又非汝
明先生先生之傳亦何得而至此汝明字敬名也憲
使公仲安之孫業受舅氏張御醫序之門也

原保元湯製旨篇第十二

心鑑真言篇第二十三

予嘗論治痘以氣血為本，猶孟子論治國以仁義為要。故曰：氣血者，治痘之心鑑；仁義者，治國之心鑑也。蓋氣居中，君道也；血附外，臣道也。氣正道尊而能陽性，能圓氣之正也；能領領袖血也；能拘不使血散也；能含待時而發也；能光澤氣足津液外旺；能逐不使毒勝也；能黄終始其功用也；能解氣正毒自降也。血正道順而能附附其氣也；能載載其毒也；能制制其毒也；能歛歛其毒也；能紅活和也；能釋散其毒也。此氣血各得其職也。氣失其政則為熱

可以醫夫世之仁者　心鑑卷下

為陷為痒為齆為塌為吐為瀉為狂煩為白為灰色血失其政則為寒為癰為滯為讝語為紫為黑為禍此氣血各失其職也若治氣不足則毒內攻治血不足則毒外剝治氣過於盈則泡治血過於盈則斑此又治之失於燮理也失氣血之所能所為如君臣之協恭濟事渾然而得仁義中正之理其盛衰之機實關乎為政非心鑑了然奚足以察秋毫別妍媸而施治各得其當業是者可不知其要哉譬之帷幄之臣運籌決勝其運用之妙存乎一心苟不以心鑑為證何以措其手足竊怪庸醫

往往誤殺赤子假若一人害一兒以天下計則日害萬者有之尚莫知者加功於予之心鑑假如一人活一兒以天下計則日活萬者有之蓋可必也譬諸太公之六韜武子之十三篇非妙通神機曷能作是書以為後人臨事好謀之鑑於戲予敢以予言為治痘之心鑑不知識者可與我否也

心鑑真言篇第十二

忌食毒物篇第二十四

夫痘之發係乎氣血也尚矣苟氣血盛則能拘附成漿而毒可解若氣血弱則無職乘負其毒而毒難痊所以有内剥不起有起而不圓混有圓混而不成漿有項陷而不起發之惡証是皆氣血之不自任故也世之人不悟其理以蟲魚腥膻毛牙骨鱗甲等藥毒藥投之發其中氣以毒攻毒理難並勝痘亦不得已而出矣少頃中氣歸復氣血不外旺藥氣如少歇則其毒反攻於內其勢較烈更將何法可以治哉以此論之可見血氣有乘載之發用

可以贊天地之化育　心鍼[illegible]一　[illegible]　所[illegible][illegible]

藥有王道之大也間有百數兒中稍得一者特其兒之氣血本厚耳治痘者可以一例行之乎

忌食毒物篇第十二

雜症不治篇第二十五

蓋痘之為証，五臟百骸無不振動，血氣無不虛弱，如有雜証相仍，尤宜戒其峻治。然其雜症無日，痘証則有日矣。蓋症發於前七日，結於後七日，前後以十四日為限。治者毋得悉治其標而遂緩治其本，故治雜症一寸，則痘証落後一丈，雜症未瘥，痘已先斃矣。治痘不可過限有如此者，醫家其可易哉。且痘之毒不解，則一病不去；痘之毒一解，則百病自瘥。醫之妙訣，正在乎本上用力，果何在於一標哉。雜症伊何？或初出有眼目紅腫而毒入於睛者固宜治之猶恐其精突驟陷有濕泄濕不已者雖宜理之尚恐其倒陷損塌況治濕多用淡泄燥之濇之劑若用之過則津液竭而血道閉矣治者多用發散涼血之劑使用之峻則氣血弱而毒倒陷矣用藥者如用兵於不測其勝敗之機可不億料哉古人所謂出不得已而用之是誠良法也

雜症不治篇十五第二

壞証不治篇第二十六

蓋痘有壞証而世無可治之術也夫氣血不得任其所任伍其所伍致使人身陰陽錯縱經行之道矣且人身有一小天地氣血有君臣之道五內百脉無非氣血所有營衛相生仁義而五如魚有水使氣和於上血附於下尊卑之道不失五內百脉固若金湯則何有崩塌倒陷之禍如氣弱而不剛血逆而不順痘之君臣各失其政則何有協恭相濟之道且隨氣行猶臣聽君令故氣不可虧虧即周赧之為君乾綱之道墜矣血不可盈盈則霍光之

丁人貴之也之匕肯 之 盟長二 二 民下千

為臣祗承之道曠矣尚何人之五內有可全之理予驗知氣血虧盈之妙理調之變之夫豈有壞証之患哉然痘之為痘可不可使血過於氣何也蓋痘之崩陷是血過於盈不能充滿光澤是氣過於虧虧則血盈之盈勢愈昌必載毒上犯陽氣伝於皮肉之間不發不解作寒作熱外剥百脉而不過內攻五臟而不及讝語無常狂煩不定實因氣之虧損而陷於陰一任血之所為矣亦或有妄施泄散之劑致傷元氣者或有益血過多致衛氣反虧者或峻投凉藥致氣寒伏者或肆用熱毒致氣散

逸者或用以毒攻毒之法致中氣不守者或原患肝有餘腎不足脾常怯之証治者不能詳究調變而成此患者一皆氣之虧甚不能流行五内百脉以護其神陰陽反覆仁傾義悖誠血之過惡臣道不忠之罪歟人欲求之於生强之於藥可謂不識大體者矣觀斯症恍恍惚惚有若醉者欲飲不飲貪嗜之心無厭昏昏沉沉有如饑者欲食不食貪饕之心猶在此竈先散而魄未盡之狀皇極經世云形在則魄存形化則魄散此之謂歟

[illegible]

壞証不治篇第二十六

辨痘症似傷寒篇第二十七

夫痘之發必動於血於血必犯氣氣位而熱生矣是為氣血有礙百脈而然也夫血載毒奔行氣分而出斯毒有定位人身經絡亦必由此而虛耗亂錯亂矣蓋經絡者乃氣血之道路也故見影後六日氣血向外傳腑痘必七日發足又六日氣血向內傳臟痘必七日歸結為因臟腑受傷自能清理其緣脉絡非謂痘之能傳於經也痘亦藉氣血傳足之餘潤而發而解何哉傳腑氣血從外生氣亦向外痘至七日而發傳臟氣血從內生氣乃歸服痘至

[illegible]

十四日而斂此其天地消長之道也或痘出毒盛氣血弱而不能濟其危將何以實其虛耗哉故經絡無傳兒之生命不保七日内傳肝不足内攻而死又七日傳外足傳内不足外剥而死於戲於此足以見氣血虧而不能勝其所勝痘之傳變如此慎不可作傷寒治先賢謂痘症似傷寒必有所在後世爲是醫者有悮蓋以不明似似之義也

辨痘症似傷寒篇第二十七

辨胎血致毒篇第二十八

蓋前人謂痘出之由言小兒初生時口含胎血咽下至於腎經以致如此予謂非也且兒在胎胞中氣團於內血護於外內外堅固風氣不通惟臍帶中隨母呼吸水穀之氣窨入兒腹即胞漿是也以此長養兒體如血走漏其胎不成或有墜胎者此則傷損胎血故也及至降生其根蒂脫於在腎母氣始離而授於子氣即從丹田湧出兒之口鼻鬱悶不禁頭重於體故從下踴躍而出也豈有兒含胎血之理間有降生之際母血太盛灌入口鼻之者

有之縱胎血灌入口鼻而咽下腸胃開乳之後亦必從大便而出矣夫豈有逕入腎經之事乎且腎有二一為腎一為命門皆繫於脇之盡處權骨而旁初無門路通腎況血本有形之物亦母形之餘何由含兒之口咽下入腎藏蓄至一歲及十六歲七歲而後始發為毒且初生之兒未經變蒸一塊氣血天一生水故始生三十日二日一變生癸又三十二日一變生壬凡六十四日血氣始通表裏配合足少陰太陽二經始能用事其胎血又豈能久留於腹傳入於腎經哉予嘗深究其言誠為不

通之說也

辨胎血致毒篇第八十二

辨斑疹變黑篇第二十九

夫痘初出有黑點子世皆謂之斑疹痘而有此則不能宣發諸毒往往以鍼刺之納藥於中以待其發此亦劫術矣亦有渾身黑點者前人謂之變黑歸腎予謂非也蓋血載毒上參陽位陽不足陰往乘之故又血與氣交而不偏不能復歸本位為因元氣衰弱不能續其衛氣以制其血乃自失其政而然且血賴氣而蓄氣不能蓄血亦為之不禁故致枯萎萎而黑此亦理之必至夫何疑之有哉凡痘初出少稀後更加密則氣亦因之而弱不能助其

初出者血無領袖一旦壅塞幾何而不枯耶然痘出則各經俱動豈有腎不相干毒既歸腎使能究之又何有血載毒從經而出之理此以保元湯加芎桂補提其氣氣旺則諸毒自發黑者亦將轉而為黃此乃王道之大也予恒留心於此屢試屢驗奈世之學者不明其理竟以鍼致刺致使氣血愈泄反因治而難救殺害生靈雖父母不知其可哀也夫

辨斑疔變黑篇第二十九

心鑑辨惑總論第三十

夫氣血者出於太極陰陽氣化而成痘毒者出於人身氣血異而有是故痘毒善惡出於營衛營衛盈虧出於氣血氣血虛實出於元氣元氣厚薄出於太極由是元氣聽命於太極氣血聽命於元氣營衛聽命於氣血痘毒聽命於營衛尊卑上下相生制伏各盡其道而不紊亂者也觀痘形色之象足以正太極之理痘非太極所出出於太極者氣血也痘不能為形色為形色者氣血也是以營衛制化形色之情則亦見於太極於此可見太極之道

無氣不至無物不成萬殊一本至大至微無不具其理也凡出於疑變者多致於傷生過在任佐不能順聽命之情遞相剥及元氣之故試所謂蟊生於稼害稼者蟊予嘗究痘出之理血先至而氣後也血載毒出至表會氣交於血血會於氣氣尊於中血附於外痘始形焉氣施令焉血聽制焉於此足見氣血有君臣濟會之道然而氣血負毒出一步則内虛一步血氣血負毒出一日則内耗一日痘有陷塌攻剥之患而不可救實出於元氣消鑠有如釭油盡而燈盞不而　不明田水竭而禾苗不

秀是順任伭者不能順聽命之情故耳於此是見氣血交會之難何況投之以發泄洩之劑而致內備虛耗乎然則如之何則可必須保元氣以保氣血保氣以保生靈猶國家之固邦本耳故得補益之旨久矣又推及四時順者是毒聽命於營衛也四時逆者是營衛聽命於毒也又何有春夏為順秋冬為逆哉予知久雨亢陽則難於痘也其明時陰濕則天地之氣阨塞人之氣亦阨塞其時旱暵則天地之氣散逸人之氣亦散逸氣血因而自病則不能成痘之功也務必加以溫煖則陰濕自解

可以贊天地之化育[illegible]以與天[illegible]三[illegible]居天[illegible]
早暵自和解則噫氣伸焉和則逸氣收焉誠能燮理人身之氣何患瘟之不瘥者乎前人謂重變輕輕變重之輕証雖能言之不能格之予嘗究其自矣重變輕是任位之盡道也毒初出雖密氣血豐盛不失負載交會之情是任位者任之致聽命者聽之矣輕變重是聽命之不忠也毒雖初出稀氣血衰離有失負載交會之情是聽命者任之致任位者不得任矣害其營衛之弱而變者則必有陷塌之患世有生人香臭經水邪祟所犯之說甚為不經但所禁者煎煿油烟恐傷咽喉致有不安然

亦無害耶或者醫不解理强以辛燥惡毒發洩中氣之剛投之痘火隨起陷治者見之不悟已非反言觸犯於戲愚哉以予斷之治之者之罪也予治痘不使內虛故恒無患變之患是雖觸犯庸何傷哉亦有避風寒當溫煖之說此實得治痘之要旨如痘發之際不拘四時要得和煖如春使其氣血調暢斯毒可自釋慎勿以野處船居者為比彼則自小風寒經鍊略加遮蔽則亦和煖矣前人又謂大小不一等之痘今呼人呼為茱（原本作茹）萸妄立名色非止一端考諸方書亦無此說予嘗推及

而人贊天地之化育以氣者下[illegible]反[illegible]其

大小者是血載毒挾氣而馳有若噴嚏雜然而散大者如珠小者如粟此理必理歟痘終始終不離乎豆之形色無乃出於氣血造化之機乎竊惟宋錢氏仲陽先生所立小兒一科之鼻祖而繼之者陳氏文中也二家治法之精後世莫加焉雖然錢氏治痘用百祥丸則過於治矣後人不得其旨者未免致折傷之陋陳氏用異攻散亦過於治矣且太陰肺經氣所主焉痘得氣領之力而能外解何乃反用木香之散令其肺氣蕩洩則烏乎有制毒之功又用丁香附子大熱、之劑、之氣血既弱而徒以熱攻之是猶鐺中無水更加以薪則湯氣又焉得而上蒸以腐其物哉或者錢氏之法多利西北土厚風銛之地氣受必堅體稟必厚用此必中已上皆未可為傳世之要劑東南諸家或有宗而用之者是亦不知痘之理也有已出未出之際投以辰砂言能解其毒也噫砂非獨用之物性能鎮心氣而下行大洩元氣心乃氣血之主俾心氣不振營衛勢弱痘必陷而失色予多見陷此難而不救又服食誤俗之可比則何有解毒致稀之說哉世用寒涼者 此下闕

心鑑秘傳卷下

心鑑辨惑總論第十三

幼科總要一卷

〔清〕念慈輯

清光緒二十四年（一八九八）抄本

幼科總要一卷

本書爲中醫兒科著作。抄輯者念慈，生平不詳。係作者輯録《幼科證治準繩·諸家論述》和兒科名著《活幼心書》《保嬰撮要》中部分内容而成。全書分爲兩個部分，前半部分爲《幼科總要》，包括虎口脉紋總歌、辨小兒虎口手紋訣，并配以手勢圖；後半部分爲本書主體内容，即《幼科心法》，包含察色、聽聲、死症形色、虎口三關論、驚搐總論、急慢驚總論、驚悸、癇、角弓反張、摇頭便血、偏風口噤、驚癱鶴膝、眼目、五淋、遺尿、尿白便濁、疝、陰腫核腫、不寐、咽喉、不乳食、脾弱多困、痰涎、吐瀉、赤白痢、蠱痢、瀉痢口渴、腹痛、腹脹、水腫、發熱、心痛、煩躁、疰夏、弄舌、血症、語遲、汗、噫氣、下氣、尋衣撮空、喜笑不休、痞症、宿食、渴、黄疸、滯頤、大小便不通、傷寒、咳嗽、喘、悲哭、瘖、卒失音、龜胸、龜背、脱肛、肛癢、解顱、五遲、五軟、五硬、瘧等。末附指紋診法和唇舌診法。

幼科總要

幼科總要

虎口脉紋總歌

虎口亂紋多。須知氣不和。色青驚積聚。下亂瀉如何。青黑慢驚發。入掌内釣多。三關忽通度。此病必沉痾。虎口有三關。風氣命相察。青紅驚急病。黃黑合傷殘。紫色合驚搐。紅青熱在肝。關中存五色。節節見紋斑。風關通九竅。色色是風紋。關中青與白。定是食傷生。氣關從氣論。因氣便成形。過了三關節。相逢可賀生。命關生先路。因氣便成形。過了三關節。良醫總是空。

辨小兒虎口手紋訣

三關青烏獸驚
浮為傷風受驚
沉為傷食受驚

小兒三歲已前若有患須看虎口脉次
指表節為命關次為氣關次為風關古
人所謂初得風關病尤可傳入氣命定
難痊即此是也五指稍頭冷驚來不可
當若逢中指熱必定是傷寒中指獨自
冷麻痘正相當男左女右手分明仔細
詳

三關赤水受驚
浮為　　驚
沉為傷冷受驚

三關黑是人驚
浮潮熱不治
沉潮熱在内

幼科心法

察色

古稱望而知之謂之神。況小兒醫號為啞科。脉来駛疾，難以指下分明。先以察色為要，故首叙之。蓋人身五体以頭為首，首中有面，面中有睛，睛中有神，神者目中光彩是也。隱顯横衝，應位而見，以應五臟病症。蘊于内，必形色見于外，故必觀其面部形色，以論其五行生尅吉凶。形色若不相應，然後聽聲再看三関，消詳用藥，始無差誤。若三歲以下，更須切脉，倘有一毫苟且，便非仁人君子之心矣。

部位形色細註

左頰屬肝東方之位春見微青者平深青者病白色者絕赤色主身熱拘急肝熱生風青黑色主驚悸腹痛淡赤色主潮熱夜間發日中歇唇紅焦燥脉必緊数甲乙木

右頰屬肺西方之位居右秋見微白者平深白者病赤色者絕淡色主潮熱或大便堅而氣粗壅嗽青白色主咳嗽惡心青色主風入肺時時咳嗽青黑色主驚風欲發或肚痛盤腸内吊庚辛金

額上屬心南方之位火性炎上故居上夏見微赤者平深赤者病黑色者絕赤色主心經有風熱心躁驚悸睡卧不安青黑色主心

中有邪驚風痛腹手足瘈瘲而啼哭青黑色甚主心腹疼黃色主驚疳骨熱皮毛乾燥夜多盜汗頭髮焦黃　丙丁火

鼻上屬脾故居中央而四季見微黃者平深黃者病青黃者絕赤色主身熱不思乳食深黃色主小便不通鼻孔乾燥氣粗鼻衄夜間多哭淡白色主洩瀉食不化青色主吐乳口鼻乾燥大小便不利　戊己土

下頦屬腎北方之位水性潤下故居下冬見微黑者平深黑者病黃色者絕赤色主膀胱與腎為表裏有熱則水道不利故小便癃閉

肝部所主睛中瞳人內藏其神外完五輪眶胲屬脾熱即生眵兩

皆屬心熱痛手心如鍼，白屬肺家熱赤生砂黄，屬肝藏昏脊翳障

中心瞳神腎熱不明眼忽眼竄發風發驚　壬癸水

心部所主顴面臉頰皆屬心，係黑即沉困青即驚悸赤即發風白

即痼氣虛黃衛積浮腫氣逆心絕何困大叫數聲過悶不叫必作

鴉聲加熱驚讝散熱清心

脾部所主唇口見病人中承漿四圍上下合口脾絡開口屬心，

脾有熱唇裂舌瘡三焦積熱唇紅如血深紅重渴鴉口撮口木舌

重舌脾肺熱就口內噴臭脾腎氣寒色如死肝大驚一嚇口皺唇

白常時積驚漸必傳心，氣不足令兒煩哭何知脾絕指甲皆黑

目無神光定難用藥五種撮口驚風更悪必不治症

肺部所主鼻準兩孔并連山根大小二眥肺部所存鼻孔燋黑即肺經焦燋黑如墨肺經即絶鼻中赤癢疳盛衄長或爲白涕腦寒困寒或流清涕傷風喜睡肺熱鼻塞困息吹得或感風寒亦閉閉隔鼻爛臭積熱

腎部所主耳穴之前名曰耳花耳孩名輪輪裏名廓輪廓焦黑腎家虚熱其黑如炭腎絶死旦耳門生瘡衛積生非常耳中膿出腎熱疳極臭名聤耳膿汁不止瘡痒如烈其候虚熱忽聽不聰心腎氣壅常作閉閉熱極上攻或時虫刮崇虚衛熱耳輪如水麻痘相

侵更有耳後必有紅絲耳輪紅熱傷寒是則熱極內痛腫氣相攻清心凉膈閉竅通塞見孩兩腎常虛無病切莫攻擊補亦必益大凡初病元氣無虧乳食如常發熱壯熱二便秘結作渴飲水睛不露精者悉屬形病俱實當治邪氣若病久元氣已虧食少發熱口乾飲湯嘔吐泄瀉肢体畏寒而露睛者悉屬形病俱虛當補正氣更宜審胎氣之虛實臟腑之相勝而治之庶無悮矣

聽聲

重實聲

重實雄聲体熱為三焦氣壅在心脾傷風咳嗽喉閉痛結澁腸中

糞出遲○

悲焦聲

聲悲焦有熱○恐怖欲生風○重濁聲沉靜○疳攻必耳聾○

啼哭聲

但哭無啼只是驚○多啼不哭痛分明○聲輕顫嗄風癇病○速緩頻吐瀉成○

嗞煎聲

嗞煎煩躁病難安○燥促聲音為感寒○語短聲微尿主澀○長遲聲細利多般○

遲緩聲

語短聲遲緩○腸鳴泄瀉頻○嗄聲多不響○風熱肺家因○

死症形色

凡小兒顱腫顖陷○汗出不流○如珠如油○舒舌出口○舌腫發驚○瀉黑黯血○髮直如麻○皮膚無血色○此心絕也○並主癸日死○

疾重啼哭無淚○及病不哭下淚○瓜甲青黑○眼深如陷○舌捲囊縮○發搐目斜○連唇口動○手如抱頭之狀○或脚面直○素問云○其華在爪○其充在筋○此肝絕也○並庚辛日死○

人中滿○人中黑○唇縮反張○唇焦枯燥○唇乾紫黑○唇不蓋齒○血腫尿

血。舌縮或捲。鼻孔開張。齒禁。冷涎如油。嘔如囊。面如土色，四肢逆冷。如溫石之狀。吃乳不放。瀉糞赤黑。脾絕也。並甲乙日死。身熱。嚥湯水并藥。食喉中鳴。是胃脆直。不能蔭肺。並死不治。目直青鮮。氣喘不已。吃食噎欶。痰涎塞口。喉中鳴響。鼻塞不通。鼻乾黑燥。肺脹胃腸。頭汗四肢冷。此肺絕也。並丙丁日死。面黑神昏。眼黑眼腫。目無光彩。耳輪青黃焦枯。疳牙齒落。髮疎黃燥。皮膚黑燥。驚風咬乳。戛齒。洩屁黑色遶口。此腎絕也。並戊己日死。

虎口三關論

大凡小兒三歲以內、察色聽聲之後、須細看三關紋色、男左女右一定之理、兩手兼看、庶無遺漏、食指第一節、名風關脉、初見易治、第二節、名氣關脉、見、病深難治、第三節、名命關脉、見危不治、三關青、是四足驚、赤是水驚、黑是人驚、紫色瀉痢、黃色雷驚、三關通度、是極驚之症、必死、或青或紅、有紋如線、一直者、是乳食傷脾、必發驚熱、右左一樣者、是驚與積齊發、有三條、或散、是肺生風痰、或是齁䶎聲、有赤、是傷寒及嗽、如紅火是瀉、紅黑相兼、主下痢、青多白痢、紅多赤痢、紫赤色相兼、加渴、虎口脉紋亂、主胃氣不和、青是驚與積、青黑發慢驚、脉入掌、乃內釣、指紋曲、裏風盛、彎外食積、此論三歲以內之發、若三歲以下當用一指按高骨乃分三關定其息數呼吸一息六七至為平和八九至為發熱五至為內寒十至危困脉弦為風癇沉緩為傷食促急為虛驚弦急為氣不和沉細為冷浮為風大小不匀為惡候為鬼祟浮大數為風為熱伏急為物聚單細為疳勞凡腹痛喘嘔而脉洪大者為有虫沉而遲潮熱者為胃寒也溫之則愈

脉訣曰小兒脉緊風癇候沉緩食傷多嘔吐弦急因和氣不和急促急驚神不守冷則沉細風則浮牢實大便因秘久腹痛之候緊而弦脉亂不治安可救變蒸之時脉必亂不治自然無過謬單細

疳毒洪有虫大小不匀為惡候脉沉而遲有潮熱此必胃寒來也

冠瀉痢脉大不可醫仔細酌量宜審究

十

驚搐總論

驚搐一也必分辰夕之時表裏之異身熱力大者為急驚身冷力

小者為慢驚仆地作聲醒時吐沫者為癇頭目仰視者為天弔角

弓反張者為痙而治各不同

臓腑旺時補瀉法

十二時驚搐論

因潮熱發搐在寅卯辰時者此肝用事之時也身体壮熱目上視

手足動搖口內生熱痰項頸強急此肝旺也當補腎治肝補腎地黄丸治肝瀉青丸

因潮熱發搐在巳午未時者此心用事之時也心惕則目上視白睛赤色牙關緊急口內生涎手足動搖此心旺也當補肝治心治心導赤散涼驚丸補肝地黄丸

因潮熱發搐在申酉戌時者此肺用事之時也不甚搐而喘目微邪視身熱如火睡露睛手足冷大便淡黄水是肝旺當補脾益黄散治肝瀉青丸治心導赤散潔古云脾病肝強法當補脾恐木害賊宜先瀉心肝以挫其強而後補脾為當

因潮熱發搐在亥子丑時者此腎用事之時也不甚搐而睛不穩身体溫壯目睛緊邪視喉中有痰大便銀褐色乳食不消多睡不省當補脾治心補脾黄散治心導赤散凉驚丸潔古云皆因大病後脾胃損多有此疾

傷風發搐屬表

蓋因傷風而得之症同大人傷風寒痰之類當辨有汗無汗陰陽二症開發則愈若發搐口氣不熱肢体倦怠用異功散去參補脾王釣藤飲清肝木若因風邪鬱發熱而變諸症者當理肺經金清風邪若外邪既解内症未除當理肺補脾若肺經虧損而致驚搐

寺症者當補脾肺以平肝心則驚搐自止矣

傷食發熱屬裏

蓋因傷食後得之身体溫多痰多或吐不思乳食脾胃既虛引動肝風而發搐當先定其搐如羌活防風煎下瀉青丸後用白餅子下其食漸〻用調中丸異功散養其氣如定食發搐嘔吐乳食之時先用消食丸亦可若食既消而前症仍作或變他症者脾土傷而肝木乘之也用六君加鉤藤鈎以健脾平肝

急慢驚總論

急者屬陽〻盛而陰虧慢者屬陰〻盛而陽虧陽動而躁疾陰靜

而遲緩皆因臟腑虛而得之虛能發熱熱則生風是以風生于肝痰生于脾驚出于心熱出于肝而心亦熱以驚風痰熱合為四症搐搦掣顫反引竄視為八候凡眨眼搖頭張口出舌唇紅臉赤面眼唇青及瀉皆青髮際印堂青筋三關虎口紋紅紫或青者皆驚風候也大抵肝風心火二者交爭必挾心熱而後發始于搐故熱必論虛実症先分逆順治則有後先蓋実熱為急驚虛熱為慢驚慢驚當無熱其發熱虛也急驚屬陽用藥以寒慢驚屬陰用藥以溫然又必明淺深輕重進退疾徐之机故曰熱論虛実者此也男搐左視左女搐右視右男眼上竄女眼下竄男握拇指出外女

握拇指入裏，男引手挽左直右曲，女引手挽右直左曲，凡此皆順，反之則逆。亦有先搐左而後雙搐者。但搐順則無聲，搐逆則有聲。其指紋彎弓入裏者順，反外者逆，出入相半者難痊，故曰症分順逆者此也。陽病陰脉，陰病陽脉，亦為反。凡熱盛生痰，痰盛生驚，驚盛生風，風盛生搐。治搐先于截風，治風先于利驚，治驚先于豁痰，治痰先于解熱。其若四症俱有，又當兼施並理，一或有遺，必生他症，故曰治有先後者此也。綱領如此，若分三者言之，暴烈者為急驚，沉重者為慢驚，至重者肝風木之尅脾土，則為慢脾風矣。

急驚論

大概失于愛護或抱于當風或近于熱地晝則食多辛辣夜則衾蓋太厚鬱蒸邪熱積于心傳于肝再受人物驚搐或跌撲叫呼雷聲鼓樂雞鳴犬吠一切所驚未發之時夜臥不穩困中或笑或哭齧齒齩乳鼻額有汗氣促痰喘忽爾悶絕目直上視牙關急緊口噤不開手足搐掣而此熱盛而然況兼面紅脉数可辨蓋心有熱而肝有風二臟乃陽中之陽心火也肝風也風火陽也風主乎動火得風則煙熖起此五行之造化二陽相鼓風火相搏肝藏魂心藏神因熱則神魂易動故發驚也心主乎神獨不受觸遇有驚則發熱熱極生風故能發搐名曰急驚治之之法先以五苓散加黄

苓甘草水煎或百解散發表次通心氣木通散三解散疎滌肝經安䰟退熱牛旁湯防風湯主之驚風既除之候輕者投半夏丸重為下水晶丸卅與之去痰免成癡疾但不可用大寒凉藥治之熱去則寒起亢則害承迺制若倉卒之間驚與風症俱作只用五苓散加辰砂末薄荷湯調服少解其症蓋五苓散内有澤瀉豬苓導小便心與小腸為表裏小腸流利心氣得通其驚自減内有桂木得桂則枯是以能抑肝之氣其風自停况佐以神砂能安神䰟兩得其宜大略解熱凉心肝後惟可用平和湯散調理稍熱之劑則難用

瘈者筋脉急而縮也 瘲者筋脉緩而伸也

搐搦者手足牽

大要用藥須有次序有輕重若患在痰熱未有驚風只可退熱化痰不可妄投驚風藥蓋藥中多用寒凉恐引入痰熱入經絡凡病在熱不可妄治痰止當解表病在驚不可妄治風蓋驚由痰熱得只可退熱化痰而驚自止病在痰不可妄治驚急須退熱化痰病在風不可便治搐蓋風由驚作只可利驚化痰其風自散若治驚而痰不化熱亦不退驚安得自止化其痰熱若不退風亦不散痰安得去是知不治之治所以治之之謂欲急驚初傳風搐得定而痰熱一泄又須急與和胃定心之劑若搐定而痰熱無多則但用輕藥消痰除熱可也然急驚雖當下切不可過用寒凉及水銀輕

粉巴豆芒硝芎劑蕩滌太驟即不得已用之但使痰去即止或不當用而用或可用而過用由此遂成慢驚矣且如止下痰熱不必太驟但斟酌處用大黃一品足矣總之急驚症源在于去肝風降心火

凡欲下之須當審問前人已下未下或曾經吐瀉否已下及吐瀉者不可再下但祛風化痰清熱而已大約痰熱十分且泄其三之二下劑中須用枳殼菖蒲寬心通氣之類佐之急驚急在一時治不可緩緩則候加深若一時体認不明不可妄施藥餌

慢驚論

慢驚之候或吐或瀉涎鳴微喘眼開神緩睡則露睛驚跳搐搦乍發乍靜或身熱或身冷或四肢熱或口鼻冷氣面色淡白青眉間或青黯其脉沉遲散緩多因急驚過用寒藥涼藥或轉太驟傳變成之又有吐瀉不止而成者有氣虛暴吐瀉而成者有夏月脾胃伏熱大吐瀉當解暑熱不可尚用回陽有臟虛洞泄成者有久痢氣脱成者有下積取瀉成者有吐血瀉血而成者有傷寒傳變陰症成者有得之久嗽作癇者有得之發癇不已者有得之虫積衝心者有得之卵腫疝氣腹痛甚或汗出太過脾困煩渴四肢浮腫大小便閉走馬急疳並傳慢候者惟吐瀉積痢成虛致之則變

症甚速凡幾經吐瀉便防慢驚須用温中和理扶裏或搐来緊急

乃慢驚初傳尚有陽症不可誤作急驚用藥世言搐慢為慢驚非

也若泥此往往指慢脾為慢驚矣凡慢驚男子以瀉得之為重女

子以吐得之為重又吐有五症瀉有五症各明所因主治古云病

家怕驚不怕瀉醫家怕瀉不怕驚如因泄瀉不止且先治瀉若更

治風則驚風愈甚如因他症又當循原施治也其慢驚候若從急

驚傳来只可截風調胃均平陰陽不可全用陽藥使陽歸陽復作

急驚之候用藥施治無過不及可也

大抵脾虚者由火邪乘其土位故曰從後来者為虚邪火旺能实

十六

其木木旺故來尅土當于心經中以甘温補土之源更于脾土中瀉火以甘寒更于脾土中補金以酸凉使脾土土中金旺火齊風木自愈矣蓋口氣冷緩或顖門陷此虚極也脉沉無力睡則揚睛謂兩目半開半合也此真陽衰耗而陰邪獨盛陰盛生寒寒為水化水生肝木木為風化木尅脾土胃為脾之腑故胃中有風瘈瘲漸生其瘈瘲症狀兩肩微聳兩手垂下時復動摇不已名為慢驚

慢脾風

慢脾風之候面青額汗舌短頭低眼合不開睡中摇頭吐舌頻嘔腥臭噤口咬牙手足微搐而不收或身冷身温而四肢冷其脉沉

微陰氣極盛胃氣極虚十救一二蓋由慢驚之候吐瀉損脾病傳已極總歸虚處惟脾所受故曰脾風若逐風則無風可逐若治驚則無驚可治但痰涎虚熱往來其眼合者脾困氣乏神志沉迷痰涎凝滞而已然慢脾之名又曰虚風小兒或吐或瀉之後面色虚黄因虚發熱纔見摇頭斜視昏困額汗身亦粘汗聲沉小而焦即脾風之症亦不必皆急慢驚而至又當識之

慢脾之候言脾而不言胃何也蓋胃爲腑屬陽非若脾乃陰臟也故小兒病傳在腑多自愈在臟不可不治蓋小兒純陽之體氣在腑爲順在臟爲逆古人皆理其臟未言治腑也又醫經一臟常主

虛不可攻治若腎臟有患但清心肺緣心與腎既濟之功也肺與腎人子母相生也無與腎藥及諸補藥也慢脾惟吐與瀉積與痢傳入慢候其症變至速虛人速也治必循次和平無令速愈之理藥和且平調脾養脾胃不可過劑也錢氏有黃土湯以土勝水木得其平則風自止以脾土為本也

十七

目睛瞤動

目者肝之竅也肝胆屬風木此二經兼為相火肝藏血血不足則風火自内生故目精為之瞤動經曰曲直動搖風之象也宜用四物湯益其血柴胡山梔清其肝陰血內榮則虛風自息矣若因肝經血

燥而自病者用六味丸以滋其源因肺金尅肝木者用瀉白散以平金邪若眼框瞤動者肝木乘脾土也用抱龍丸若病後驚悸不寐或寐中發搐咬牙目睛瞤動者血虛不能榮筋脉也用補中益氣湯或歸脾湯加茯苓五味子蓋有餘者邪氣實也不足者真氣虛也凡病氣有餘當認爲不足此症兼屬肝脾多爲漫驚之漸

脣口蠕動

脣爲脾之華口乃脾之竅又陽明之脉環脣口而交人中陽明胃也是以脾胃虛者多有此症不獨病後爲然夫脾主涎脾虛則不能攝多兼流涎或誤認爲痰而用祛痰之藥則精津液益枯不能滋

養筋脉遂致四肢搐逆病勢愈盛原其治法與慢脾風相同當用大補脾胃之劑加升麻柴胡切勿用青皮龍胆草之類視其色黃者脾弱也青者肝勝也青黃不澤木來尅土也青赤相兼木火風熱也黑爲寒水反爲侮土白爲氣虛亡陽也此宜用六子君湯加小柴胡湯若四肢微搐或潮熱往來或泄瀉嘔吐面色痿黃皆脾胃有傷也宜用白术黃芪川芎當歸人參陳皮肉荳蔻神曲乾葛白芍藥黃連炙甘草白茯苓以補胃氣若脾胃虛弱者用五味異功散虛寒加木香炮姜若脾氣下陷者用補中益氣湯以升其陽作渴者用七味白术散以生津液若肝木侮脾者用補中益

氣湯加茯苓半夏白芍制肝補脾

目直視

小兒忽然驚搐目直者皆肝之風熱也凡病之新久皆能引肝風風内動則上入于目故目爲之連劄若熱入于目牽其筋脉兩眥俱緊不能轉視故目直也亦有飲食停滯中焦致清陽不升濁陰不降肝木生發之氣不能升致生虚風者須詳審之若胸滿腹痛嘔吐惡食輕則消導化痰重則探吐除積更須審其所傷寒物熱物亦有因感冒吐瀉致使土敗木侮而生虚風者不可遽服驚藥宜用六君子加芍藥木香柴胡制肝補脾若因脾土虚而自病者

用五味異功散凡飲食停滯痰涎壅滿而見驚症者實因脾土虛弱不能生金〻虛不能平木故木邪妄動也宜健脾消食其症自愈若輙用驚風藥反成其風而益其病也況臟腑脆嫩不可投以峻厲之劑治者慎之

睡中驚動

小兒睡中驚動由心腎不足所致蓋心主血與神肝藏血與魂肺主氣與魄腎主精與恐小兒臟腑脆弱易為驚恐〻則氣下驚則心無所依神無所歸且人之神氣寤則行于目寐則棲于腎今心腎既虛不能寧攝精神故睡中驚動也治宜清心安神用茯苓補

心湯加酸棗仁茯神五味子亦有驚嚇而作者因擊動其肝故魂不相安也治宜鎮驚定魂用安神鎮驚丸若飲食間因驚停滯者用六君子湯去參加神曲厚朴食既消而驚未定用茯苓補心湯若木火太過而心神不寧者用導赤散風熱相搏者用柴胡梔子散食鬱生痰驚動不安者用四君子以健脾神曲半夏以化痰山梔芍藥以清熱

目動咬牙

小兒驚後目微動咬牙者皆病後亡津液不能榮其筋脉也亦有肝經虛熱而生風者當審其氣血有餘不足而治之其目中發熱

飲冷而動者氣有餘也用瀉青丸夜間盜汗及睡不寧而動者血不足也用地黃丸或因肝經風邪傳于脾腎者亦令咬牙宜用柴胡青肝散次用五味異功散六味地黃丸若因脾胃虛熱用補中益氣湯加白芍山梔實熱用瀉黃散蓋牙床屬手足陽明故也若肝腎熱用六味丸

泄瀉

小兒驚瀉者肝主驚肝木也盛則必傳尅于脾脾土既衰則乳食不化水道不調故泄瀉色青或兼發搐者蓋青乃肝之色搐乃肝之症也亦有因乳母脾虛受驚及怒動肝火而致者經曰怒則氣

逆甚則嘔血及飧泄法當平肝補肺慎勿用峻攻之藥攻則脾氣益虛肝邪彌甚甚至搐搦反張者亦肝火熾甚中州虧損之變症也凡見驚即宜用四君子異功散等方但斟酌處在乎參朮耳加白附子定風柴胡平肝以保命若抱龍等藥治之其亦去生遠矣

潮熱似瘧

又有急驚天釣之後變作潮熱手足逆冷有似瘧疾蓋因病痛之時不善將護外感風邪乘虛而入于經絡再未解散以致如此經曰重陽必陰又曰亢則害承乃制此其義也此症所用藥味間使苦寒之品務存消陽盛之火肺金得勝肝木自平而風邪亦散斯

爲良方

急慢驚不治症

搐而不休休而再搐驚叫發搐汗出足冷痰滿胸喉口開目直

急驚眼睛翻轉口中出血兩足擺跳肚腹搐動或神緩而摸体尋衣或症篤而神昏氣促噴藥不下通關不嚏心中熱痛忽大叫者不治慢驚四肢厥冷咳嗽吐瀉面黯神慘鴉声胃痛兩脇動氣口生白瘡髮直搖頭眼青不轉涎鳴喘噎頭軟大小二便不禁手足一邊牽引者皆爲不治

慢脾風身冷粘汗直卧如尸喘嗽頭軟背直口噤搖頭痰如牽鋸

之聲面無津潤之色縮舌氣粗者皆為不治

驚悸

人身有九藏心藏神肝藏魂二經皆主于血〻虧則神魂失寧而生驚悸也經曰東方青色入通于肝其病發驚駭驚者心卒動而恐怖也悸者心跳動而怔忡也二者皆因心虛血少故健忘之症隨之用四物安神之類丹溪謂亦有屬痰者宜用溫胆湯加神砂遠志之類若思慮便動虛也用養心湯時作時止痰也用茯苓丸觸事易驚心胆虛怯也用溫胆湯二陳湯為主卧驚多魘血不歸源也用真珠母丸夢寐不寧肝魂失守也用定志丸恐畏不能獨

廿二

虛胆氣虛怯也用茯神湯睡卧煩躁胆氣实熱也用酸枣仁丸眩運驚悸風痰内作也用本事神辰砂遠志丸思慮鬱結脾虚氣滞用歸脾湯前症雖曰屬心與肝而血之所統实主于脾脾之志曰思思慮多則血耗損而不能滋養于肝心皆脾使之也思慮内勤未嘗有不提其心者夫心為君火之藏十二宫之主也夫君之德不怒而威無為而治故宜鎮之以静謐戒之以妄動妄動則相火翕合煽爍陰精精血既虧則火空獨發是以驚悸怔忡之所由生也志之火心所不能制者矣故治脾者不可不知養心養心者不可不知鎮静而寡慾然人孰無也思之正則無動妄之慾矣

癇

癇小兒之惡氣也蓋小兒血脉不斂氣骨不聚為風邪所觸為乳哺失節停積癖結而得之其候神氣怫鬱瞪眼直視面目牽引口噤涎流腹肚膨脹手足搐掣似死似生或聲或啞或項背反張或腰脊強直但四体柔弱發而時醒者為癇若一身強硬終日不醒為痓症矣

陰陽二癇

陽癇初作時光身熱瘈瘲驚啼叫喚而後發脉必浮此內在六腑外在皮膚為易治大抵因感驚風三次發搐不與去風化痰則再

發然三次者或一月或一季驚搐必經三度所謂驚風三發便為癇即此義也

陰癇病先身冷不驚瘈不叫啼呼而作面色或白或青脉息沉微此病在五臟外在骨髓劇者難治

風驚食三癇

風癇屬外因蓋將養失度血氣不和或厚衣汗出腠理開舒風邪入其病在肝肝主風驗其症目青面紅發搐

驚癇屬内因蓋血氣盛实臟腑生熱或驚怖大啼精神傷動外邪所入為之其病在心心主驚驗其症忽然叫聲發搐

食癇屬不內外因其病在脾脾納食驗其症噯吐酸氣即發搐此病或大便酸臭紫丸子下之　已上三症大同小異並屬陽也

五臟癇

一曰馬癇作馬嘶鳴以馬屬午手少陰君火主之故其病應于心二曰羊癇作羊吽聲以羊屬未足太陰濕土主之應于脾三曰鷄癇作鷄吽聲以鷄屬酉足陽明燥金主之應于胃四曰豬癇作豬吽聲以豬屬亥手厥陰心包主之應于右腎五曰牛癇作牛吼聲以牛屬丑手太陰濕土主之應于肺發皆旋暈顛倒口眼相引目睛上搖手足搐搦背脊強直食頃乃甦各隨所感施以治之

大概血滯心竅邪氣在心積驚成癇通行心經調平血脉順氣豁痰乃其要也假令小兒有熱有痰不欲乳哺眠睡不安常常驚悸此皆發癇之漸即以紫丸導之

五癇不治症

五癇重者先病後甚者亦先目直無聲目覩不轉眼生白障甚慢神黑臉神瞤動目間青黑面青指黑口出涎沫如白膿口禁肚脹不乳喉如牽鋸之聲多睡不乳身体痿軟不醒腹內虛鳴唇逆而痛吐利不止汗出壯熱不止卧久不寢身体反張大人脊下容一手小兒脊下容一指並爲不治

十四

角弓反張

角弓反張者由風邪客于太陽經也經曰風邪上受足太陽主周身之氣其脉起于目内眥而行于背肝屬木主風所以風邪易侵也小兒肌膚未密外邪易傷肝為相火其性易發若身反張強直發熱不搐者風傷太陽也宜用人參羌活散小續命湯若因暴怒而擊動其肝火者宜用瀉青丸若因前劑其症益甚者此邪氣已去而脾氣虧也宜用異功散加芎歸補之若因肝經虛熱或因尅伐真氣虛熱生風者宜用異功散地黄丸補之若因下而脾氣困憊腹肚膨脹者此中氣損也宜用白术散補之若氣血素弱或服

攻伐之劑而手尋衣領咬牙呵欠者肝經虛甚也急用地黃丸以補之仍與肝臟參覽

搖頭便血

經曰諸風掉眩皆屬肝木木得風則搖動乃肝經火盛而生虛風也便血者風木搖動則土受凌虐而不能統血也或食酸味過多以益其脾致令陰結經曰結陰者便血一升再結二升三結三升又邪在五臟則陰脈不和陰脈不和則血留之結陰之病陰氣內結不得外行滲入腸間故便血也亦有乳母忿怒風熱熾盛或肝木傷脾使清不升或風邪侵入大腸者

偏風口噤

小兒偏風者屬少陽厥陰肝胆二經症也噤者筋急由風木太甚而乘于脾以水勝濕則筋太燥然燥金主于收斂勁切故也又曰風之為病善行而數變或左或右其因一也治須審而藥之若足陽明胃經氣虛風邪所乘其偏筋脉偏急者屬外因若足厥陰肝經風熱乘熱脾筋脉偏急者屬內因若脾肺虛弱腠理不密外邪所乘或服金石之劑耗損肝血或吐瀉後內亡津液不能養肝致口眼歪斜或半身不遂諸症皆屬肝血不足肝火生風宜滋腎水養肝血壯脾土設執其見症槩投風劑反成壞症者有矣

天釣

天釣亦驚風之症但天釣發時頭目仰視驚悸壯熱淚出不流手足搐掣不時悲笑如鬼祟所附甚者爪甲皆青蓋因乳母厚味積毒在內胃致兒心肺生熱痰鬱滯或外挾風邪為患法當解利邪熱

手拳不展

小兒在胞妊母臟腑虛為風冷所乘兒生肝氣不足致筋脉攣縮不得伸展故手拳也苡仁丹主之

脚拳不展

小兒在胞依母臟腑有積冷為風邪所乘生後腎氣不足氣血未

幼科症

風痰熱積

荣故腳拳縮不展也宜當歸散

驚癱鶴膝

肝者東方青龍木也其動則應于風病則主驚駭諸熱引肝風有風則生痰有痰亦發搐小兒驚風之際手足動掣當聽其自然定然後療之或父母見其病勢可畏從而按伏之豈知筋者肝之合也臨病發時若按束其手足則筋不舒伸遂致經絡為風所閉終為廢人內經曰頑弱名緩風疼重名濕痺又有四肢痿痺不仁致手足稍脹痛不堪忍者此風毒之氣使然故傳曰風淫末疾是也凡小兒心悸不常及遍身腫痛或手足不隨此謂驚癱候也若治

之稍遲至髀腕膝胯骨節之間流結碩核爲癰爲癧矣已上形症宜發汗爲先使腠理開通則風熱可除有濕亦去

鶴膝風者其腿漸細其膝愈粗狀如鶴膝是以名之此內稟腎經不足外邪所乘而患之初則膝內作痛外色不變伸屈艱難若一二月間焮腫色赤而作膿者可治腫硬色白不作膿者難治

眼目

經曰目者五臟六腑之精榮衛魂魄之所常榮也神氣之所生也又曰諸脉皆屬于目目得血而能視五臟六腑精氣皆上注于目而爲之精故白睛屬肺黑睛屬肝瞳人屬腎上下胞屬脾兩皆屬

心而内背又屬膀胱五臟五色各有所司心主赤赤甚者心實熱用導赤散赤微者心虛熱也用生犀散肝主青青甚者肝熱也用瀉青丸淡青者肝虛也用地黃丸脾主黃黃甚者脾熱也用瀉黃散淡黃者脾虛也用異功散目無精光及白精多黑精少者肝腎俱不足也用地黃丸加鹿茸晝視通明夜視罔見者因稟陽氣衰弱遇夜陰盛則陽愈衰故不能視用冲和養胃湯凡赤脉翳物從上而下者屬足太陽經用東垣選奇湯從下而上者屬足陽明經用局方流氣散飲盖翳膜者風熱内蘊也邪氣未定謂之熱翳而浮于外邪氣已定謂之冰翳而沉于内邪氣既深謂之陷翳宜升

十七

發之退翳之藥佐之若上下眼皮出黑白翳者屬太陽寒水從外至內者屬少陽風熱從下至上綠色者屬足陽明及肺腎合病也疳眼者因肝火濕熱上衝脾氣有虧不能上升青氣故生白翳瞼閉不開眵淚如糊久而膿流遂致損目用益氣聰明湯茯苓瀉濕湯及四味肥兒丸目閉不開者因乳食失節或過服寒涼之藥使陽氣下陷不能升舉故目不開用柴胡復生湯若胃氣虧損眼瞼無力而不能開者用補中益氣湯暴赤腫痛者肝火熾盛也用龍丹瀉肝湯多淚羞明者肝心積熱也用生犀散亦有肝腎虛熱者用地黃丸風沿爛眼者脾有積熱也用清胃散時時作癢者濃清

生虫也用熱藥紫蘇膏眼睫連劄者肝經風熱也用柴胡清肺散若生下目黃壯熱大小便秘結乳食不思面赤眼閉者皆由在胎時感母熱毒所致兒服瀉黃散母服地黃丸若乳母膏粱積熱致兒目黃者令母服清胃散若肢体面目爪甲皆黃小便如屋塵色者難治又有痘疹後餘毒未盡上侵于目屬腎肝虛也用滋陰腎氣丸前症多宜審其母兼調其兒

目赤腫痛

熱極挾風則目赤腫痛晝夜不開驚啼不已先用九仙散水姜葱煎服次三解散溫米泔水調下或熬以黃連膏若夫天行時症晝夜

十六

苦甚久則昏矇治法先以九仙散解表次以小柴胡湯去半夏加大黄薄荷竹葉生地水煎服併投草龍胆散及用點藥又有小兒胃氣素虛脾氣实致眼胞赤腫羞澁不開遂投苦寒之劑以退赤腫反傷脾胃不吐則瀉或四肢微冷服以溫藥調治則目疾轉加宜先用吹咀五苓散水姜灯心煎服次投瀉黄散自又有心脾蘊熱經久及肝受邪熱致兩目羞明眼胞浮腫微有紫色大腑閉或流利小便澁或通順先以百解散發表次投明目飲自然平復仍忌葷酒三五日又有被塵土入目揩摩成腫發熱作痛啼哭宜辟塵膏治之

小便不通

東垣云小便不利有在氣在血之殊蓋小便足太陽膀胱之所主長生于申〻者金也金能生水肺中伏熱水不能生是絕小便之源也若不渴熱在下焦是熱濇其流而溺不泄也須用氣味俱厚陰中之陰藥治之二者為病一居上焦在氣分而必渴一居下焦在血分而不渴血中有濕故不渴也二者之殊至易分别耳

五淋

諸淋皆腎虛所致腎與膀胱為表裏至水下入小腸通于胞行于陰而為溲腎氣通于陰下流之道也

淋有五名一膏淋小便有肥脂似膏而浮于小便之上此腎虛不能制其肥液而下行也一冷淋先戰慄而後小便此亦腎虛而下焦受冷冷氣入胞與正氣交爭故小便澁而戰慄一熱淋下焦有熱熱氣傳腎流入于胞其溺黃少而澁間有鮮血同來者一血淋熱之極也心者血之主外行經絡内行臟腑熱盛則失其道心與小腸為表裏故下流而入于胞則為血淋一石淋腎主水水結則化為石腎為熱所乘遇小便則莖中痛不得流利痛引小便腹則沙石從小便出甚至塞痛令人昏悶遍身冷汗而後醒此痛使然蓋五淋者雖曰腎虛所致然小腸為受腎之府氣通于膀胱膀胱者

津液之府氣通于腎餘化下流而不通皆曰腎氣不足熱入膀胱水道澁而不利出入起數臍腹急痛蘊作有時或如豆汁膏血並以局方五淋散下龍腦鷄蘇丸自然平愈及香芎丸補腎地黄丸與之疎導補益爲上不可輕用滲泄寒涼之藥大損胃氣仍參前小便不通症覽之

遺尿

遺尿不禁者爲冷內經云不約爲遺溺蓋小便者津液之餘也腎主水膀胱爲津液之府腎與膀胱俱虛而冷氣乘之故不能拘制其水出而不禁睡裏自出者謂之尿牀亦係腎與膀胱俱虛挾冷

所致以雞腸散主之亦有熱客于腎治部干于足厥陰之經挺孔欝結極甚而氣血不能宣通則痿痺而神無所用故液滲入膀胱而旋溺遺失不能收禁也當实土以存水乃免滲泄之患所謂補腎不如補脾是也宜用平胃散倍加益智仁

尿白便濁

小兒尿白如米泔狀由乳哺失節有傷于脾致令清白不分而色白也久則或泔此亦心膈伏熱兼之得疾全嬰方云小便初出微赤良久白濁者乃熱肝之邪也初出黃白久白濁者乃冷肩之候也冷者益黃散主之熱者牛黃丸主之冷熱者蘆薈丸主之純下

白濁者厚朴丸主之

疝

癩疝者陰核氣結腫大而釣痛也多因小兒啼怒不止以動陰氣故陰氣下繫結聚不散而得之或胎母啼泣過傷令兒生下小腸氣閉亦變此症惟是陰氣不得流行加以風冷入爲白水聚爲坎水氣上乘于肺先喘急而後疝痛其狀有如李者亦有稀軟者亦有并腎腫大者亦有大硬者臍下痛楚皆不能忍用藥行心氣逐腎邪利其大小二便更無補法

陰腫核腫

諸筋會于陰器邪氣客于厥陰少陰之經與冷氣相搏則陰囊腫痛而引縮經中雖分四症曰癩腸氣癩水癩卵癩然小兒患此治之不早則成痼疾如腰曲腹痛冷汗自出而陰囊二子吊縮入腹痛止方出名為內釣　有陰莖肉縮不見有陰囊光腫不痛此因肝腎氣虛宜以橘核煎湯調下金鈴散或匀氣散蓋釣縮者筋急也筋遇寒則引縮遇熱則弛張以寬小腸氣踈風為治然小兒此症多因坐陰濕之地感風濕而得　有外腎無故而腎囊腫大不燥不痛光亮如吹此氣虛所致以匀散氣調治　又有外腎腎囊赤腫通明及女孩陰户腫脹乃心熱之所傳皆以木通散導赤散

為治或用苡仁煎湯

不寐

經曰陽明胃脉也胃者六腑之海其氣亦下行陽明逆不得從其道故不得卧也又曰胃不和則卧不安夫人身之衛氣晝則行于陽夜則行于陰陽主動陰主靜寤則魂魄主意散于腑臟發于耳目動于四肢休而為人身指使之用寐則神氣各歸五宫而為默運之妙矣若脾胃氣盛則腑臟調和水穀之精各各融化以為平和之氣若胃氣一逆則氣血不得其宜腑臟不得所不寐之症由此生焉

十三

咽喉

咽喉為一身之總要，與胃氣相接，呼吸之所從出。若胸膈之間蘊積熱毒，致生風痰，壅滯不散，發而為咽喉之症。喉內生瘡，或狀如肉腐，為腫為痛，窒塞不通，吐嚥不下，甚則生出重舌。治之尤宜先去風痰以通咽膈，然後解其熱毒，遲則有不可救之患。又有熱毒衝于上腭而生瘡，謂之懸癰。及腑寒亦能令人閉喉，吞吐不利。臨病詳審治之。治法：積熱內蘊，二便不通者，當疏利之；風邪外客而發寒熱者，當發散；外感風邪，大便閉結，煩渴痰盛者，當內疏兼外解；若因乳母膏粱積熱者，母服東垣清胃散；若因乳母忿怒肝火

廿三

者母服加味逍遥散稟賦陰虛兒服地黄丸大概當用軟和之劑以其本切不可用峻利之藥以傷真氣也

不乳食

經曰胃為水穀之海六腑之大源也人身氣血腑臟俱由胃氣而生故東垣之法一以脾胃為主所謂補腎不若補脾正此意也在小兒雖得乳食水穀之氣未全尤仗胃氣胃氣一虛則四臟俱失所養矣故丹溪云小兒多肝脾之疾也若面色㿠白目無精光口中冷氣不食吐水肌瘦腹痛此胃氣虛寒之症用五味異功散或六君子湯主之若大便不實兼脾虛也加乾姜溫之中滿下利脾

不運也加木香開之喜冷便閉胃实熱也用瀉黃散凉之命門火不能生土用八味丸補之禀賦胃虛不足亦用此丸恭使真陽充盛則上生脾元自能温蒸水穀矣

脾弱多困

丹溪云脾具坤靜之德而有乾健之運夫胃陽也主氣脾陰也主血胃使司納受脾司運化一納一運化生精氣清氣上升糟粕下降納五穀化津液其清者為榮濁者為衛陰陽得此謂之榮衛故東垣以脾胃為五臟之根本也脾氣既弱則健運之令不行化生之功已失職而嗜卧多困所由生焉法當温補其脾脾氣既旺則

筋骨無依形 [illegible]

廿

臟腑清陽之氣升舉易于運行又有何困倦海藏用四君子加木香沙仁半夏白术倍之姜棗煎服誠良法也若脾虛好睡多驚則是心血虛而火動之宜安神養血若因心脾氣虛有痰者宜用人參五味子茯苓以補心氣當歸白芍酸棗仁以養心血橘紅半夏以開痰若因脾肺氣虛胸膈有痰用補中益氣湯以健脾胃胆星天竺丸以化痰涎若因飲食停滯而作用四君子湯以益脾土山查神曲以消食若因脾虛而好睡用五味異功散以補脾氣當歸白芍以生脾血白芍須用酒拌炒黄不則酸寒傷脾此假熱以對假寒也若乳母飲酒致兒昏醉好睡以乾姜陳皮煎湯解之亦應

用異功散加乾葛即愈

痰涎

小兒多涎者風熱壅脾積聚成涎即乳食亦下涎沫結實而生壯熱蓋因脾氣不足不能四佈津液而成若不治其本益中氣而徒去其痰涎不知痰涎亦元氣所附去之不已遂成虛脫常見驚搐壯熱等症醫以下痰小見功効屢下之而致夭亡惜哉

吐瀉

小兒吐瀉併作即名霍亂有心痛而先吐者有腹痛而先瀉者莫不由中焦而作上焦主納而不出中焦主腐化水穀而生榮衛灌

溉百骸下焦分别水穀主出而不納脾居中州胃為水穀之海乳哺入胃脾能尅化然後水穀分傳變得宜豈有吐瀉之患蓋小兒吐瀉皆因六氣未完六淫易侵兼以調護失宜乳食不節遂使脾胃虚弱清濁相干藴作而然有先瀉而後吐者乃脾胃虚冷其後先瀉白水吐亦不多口氣緩而神色慢額前有汗六脉沉濡此為冷也有先吐而後瀉者乃脾胃有熱氣促神紅吐來面赤脉紅而数渴飲水漿此為熱也冷熱之分須要詳審

凡小兒盛暑吐瀉邪熱在上焦即吐在下焦則瀉亡津必渴宜用玉露散雖吐時時與啜之過三日即愈如身熱脉大小便黄用五

十七

苓薏元各半熱湯調温服如身凉脉細小便清早辰宜服益黃散午後宜服玉露飲如四五日困弱宜用異功散或和中散開胃丸如有風而瀉用防風羌活謂吐瀉兼肝病風搐拘急也有熱而瀉用黃連黃芩謂吐瀉兼心病身熱也有寒而瀉用附子謂吐瀉兼腎病身冷或足脛寒而逆也有濕而瀉用白术茯苓謂吐瀉兼脾病多睡体重昏倦也有肺病而瀉用白芍桂心定喘麦冬人參甚者多檳榔謂吐瀉兼肺病喘嗽也

有小兒盛夏初秋遇夜乘風渴而飲水過餐生冷果物攻激腸胃遂致暴吐暴瀉傳作手足俱痒筋攣而痛痛則神志不寧若以驚

症治之誤矣所謂筋遇寒則引縮又有以陽明養宗筋屬胃大腸因内傷生冷飲食外感風邪吐瀉交作胃氣因虛不能養其宗筋亦致攣急此症口氣溫面色慘脉沉緩再以手按兩膝脘下見筋縮而引于皮間是其候也治以理中湯加附子半生半炮水姜熟煎空心溫服更詳虛實冷熱為治可也

大凡當暑令吐瀉手足指熱作渴飲冷者屬陽症宜用清涼之劑如手足指冷作渴飲熱者屬陰症宜用溫補之劑凡病屬陰症誤用寒涼者先則手足青黯傷寒吐瀉身溫乍涼乍熱睡氣粗大便黃白色嘔吐乳食不消或時咳嗽更有五臟兼見症如先曾下或

無下症慎不可下此乃脾肺受寒不能入脾也○身溫吐瀉咳嗽 廿七
是風木入于脾

傷風吐瀉身熱多睡能食乳飲水不止吐痰大便淡黃色此爲胃虛熱渴吐瀉也當生胃中津液以止其渴止後用發散藥

傷風吐瀉身凉吐沫瀉青白色悶亂不渴哽氣常出氣睡露睛此傷荏苒輕怯因成吐瀉當先補脾後發散此二症多病于春冬也

小兒傷于風冷病吐瀉醫謂脾虛溫補之不已後以凉藥治之又不能散謂之本傷風醫者亂攻之因脾氣積虛内不能散外不能解至十餘日其症多睡露睛身溫風在脾胃故大便不聚而爲瀉

當去脾間風風退則瀉止宜風散主之後用史君子丸補其胃亦有諸吐痢久不瘥者則脾虛生風而成慢驚矣

活幼心書云小兒吐瀉不止大要節乳徐徐用藥調治不安蓋節者撙節之義一日但三次每以乳時不可過飽其吐自減及間以稀粥投之亦能和胃屢見不明此理者惟進藥以求速效動輒斷乳三四日致餒甚而胃虛啼声不已反激他症蓋人以食為命孩非乳不生豈容全斷其乳然乳即血也血屬陰其性冷吐多胃弱故節之乳母亦宜服和氣調脾胃等藥

赤白痢

小兒痢病皆因飲食無節或餐菓食肉不知厭足乃脾胃尚弱不能尅化停積于臟故成痢也熱搏則赤風寒之氣入于腸胃致令津液凝滯則成白痢或夾青者有驚積或如魚腦肚中疼甚者大抵八痢但冷熱赤白藥性雖有不同治法不相遠矣又有赤白相雜者當先去其熱積須用大黃枳实朴硝之類以去其熱毒然後黃連黃芩黃蘗解其熱痢自止疼自定此妙法也如痢不止則用地榆熟艾芍劑調理自然平復脾虛者不可輕用罌粟澁滯芍劑若誤用必致危困酌用黃連阿膠地榆以止之方為盡善其枳殼芍藥皆要藥也噤口痢不能食者石蓮散主之香脯散亦可冷痢

者如荳汁肚疼者胃風湯主之脾毒痢臟熱也當服香連丸黄連香薷散去桂五苓散

内經曰春傷于風夏生飧泄至真要大論曰少陽在泉火淫所服民病注泄若端以積為論豈一歲之中獨于夏秋人皆有積春冬則無也蓋風邪入胃胃本能勝土不為暴下則成痢疾赤白交雜此為陰陽不分法當分正陰陽若先白後赤乃内傷生冷失于蓋覆由元氣感于暑熱治法先救其裏次解其暑毒若先赤後白乃先傷熱而後失蓋感冷先宜解熱後治其痢有挾熱而痢者則下純鮮血此風能動血宜冷服黄連香薷散川草散及當歸散加醋

十六

炒蕎栢葉水姜煎或羗活散加三和湯水姜黃米煎有挾冷而痢者則下純白凍或白上有粉紅色或似豬肝瘀血皆為陰症蓋血得寒則凝澁故也先用攻阻五苓散加府中湯或固真湯倘不便辨其虛實冷熱妄行施治必致脾胃愈虛而成噤口痢則難療矣又有裏急後重蓋裏急為陽後重為陰未圊前腹痛為裏急已圊後腹痛為後重故裏急者大腸澁也先以大順飲加寬氣飲和解次羗活散水姜倉米煎服次下寬腸丸後重為氣虛用補中益氣湯併投香連丸然瀉痢二字自是兩症糞夾水來多而順者曰瀉帶水血凍白凍來三五點而來者曰痢有膿血交雜經久不止晝

夜重或晝夜頻數食減痛多並用萬金散神効散主之。有五色痢者乃因五臟蘊熱日久不散故有是症蓋五臟受熱榮衛不調五穀不化熏腐臟腑神氣昏沉此候已危最苦者是腹中刺痛兒小者治法蓋五色者乃五臟之色皆見于外兒大者可用局方三神丸或小來復丹以五苓送下或者可療若投藥如故不可為也五色之痢最多端見此方知有五般青色只因驚積聚黃多食積在脾間白色冷虛腸胃患赤為積熱最難安總肺隱積多成片黑血相和不易安唇搖胸高兼露齒腹紅筋出命居前急急安腑臟和湯藥醫者留心按古賢此疾且須和五臟補榮衛方漸漸安

愈如目腫不進飲食此是悪候只與調胃散補之

又有風痢多是黃褐色與疳瀉頗同但不臭爲異耳此風毒停滯于脾宜去脾間風毒瀉黃散主之若是赤白同下久而不禁小便少澁痛熱並作唇裂眼赤氣促心煩坐卧不安狂渴飲水穀道深傾陷時復面容如裝飲食不進者難治

蠱痢

其痢狀血色蘊瘀如鷄鴨肝片隨痢而下此是毒氣盛熱食于人臟狀如中蠱謂之蠱毒痢也大抵脾受熱積失治則服伏毒治當當凉肺脾次去其積若胸前骨忽然高者更加喘急則不治也

瀉痢口渴

小兒痢兼渴候此是水穀利津液枯竭腑臟虛燥則多引渴若小便快者痢斷渴則止若小便澁水不行于小腸滲入腸胃渴亦不止痢亦不止凡此者皆身体浮腫因脾氣弱不能剋水故也又必眼痛生障蓋小兒上焦本熱今又痢下焦虛上焦熱氣轉盛熱氣熏肝故也

痢後浮腫歌

冷痢日久失醫治遍身浮腫却如吹脉洪加是氣化為水沉実還因積有之順氣腫消為上法氣平兩日定多尿莫教食飽还憂滯

此疾原因積損脾

腹痛

小兒腹痛者多因邪正交攻與臟氣相擊而作也挾熱而作者必面赤唇焦便黃或壯熱四肢煩手足心熱見之挾冷而痛者必面色白或青手足冷爲見之冷甚而變症則面黯唇口俱黑爪甲皆青腰曲乾哭無淚者爲盤腸内鈎痛面晄白不思食者爲胃冷痛面黃白大便酸臭者爲積痛口渋而沫自出爲虫痛又有胃受冷寒亦令虫動或微痛或不痛忽然吐出法當安虫爲上若以治虫反傷胃氣斷不可也因寒而動者用理中湯加烏梅煎服因熱而

動者用攻但五苓散亦加烏梅水姜煎服

鎖肚腹

初生嬰孩忽乳不下咽腹硬如石赤如朱撮口而哭面青唇黑手足口氣俱冷是也蓋因斷臍蒂時為冷風所乘而致症亦危急治以白芍藥湯烏梅散一字金日久則難愈更參考臍風症內議論

盤腸內釣痛

小兒盤腸氣者痛則曲腰乾啼額上有汗皆由肚經風邪所搏也

者風燥其液故無淚也額上有

肝腎居下故痛則曲腰乾啼額上有汗皆由肝經風邪所搏也汗者風木助心火也口閉足冷者脾氣不營也下痢青糞者肝木乘

脾也皆由産下時洗澡受風凉所致凡有此症宜先煎葱湯淋洗其腹兼以葱熨臍腹間良久尿自痛中其疼立止續次服藥當服釣藤膏之類若母及兒受寒邪者用陳沉香湯之類若兒額間有汗口閉脚冷者乃虛寒也用當歸散或沉香降氣湯之類若面赤唇焦小便不通小腹脹痛者乃小腸熱也用人參送下三黃丸若因乳母飲食停滯者用保和丸懷抱氣鬱者加味歸脾湯怒動肝火者加味逍遥散子母俱服並佳

癥瘕痛

癥瘕痛者乃積久所致由榮衛俱虛外則感受風寒内則過傷乳

食停滯既久不能尅化故邪併于陰為癥陰則為靜凝而不移邪併陽為瘕假物象形動而不息若久而不治亦成脾疳積或兩脇間有塊如石按之則痛不按則輕或面黃肌瘦吐硬而脹及有青筋晝涼夜熱蒸朝無時乳食減少愛吃泥土或大便釀瀉痛則身冷如冰法當調脾養胃用醒脾散或參苓白朮散或三棱丸化癖丸木香莪朮丸沉香檳榔丸然此積滯之疾非急速可療必須量見虛實次第調理則久久自然平復

痃痛

始則腹内一小塊長其硬如臂從腰纏轉或左或右良久痛甚則

見于皮下不妨乳食其症先因有病表解未盡遽爾下之太過氣虛寒摶鬱結而成法宜蕩氣理虛用參苓白术散沉香檳榔丸木香莪术丸為治或間投白芍藥湯加人參茯苓水姜煎服

腹脹

腹脹者由脾虛胃濕氣攻作也实者悶亂喘滿可下之此言未下而喘者為实故可下若誤下而喘者為虛氣附肺不可下也如未下不喘者虛也不可下若誤下之則脾虛氣上附肺而行肺與脾子母皆虛肺主目胞腮之類脾主四肢母氣虛甚即目胞腮腫四肢黃色治法用塌氣丸漸消之如未愈漸加丸數不可以丁香木

香橘皮豆蔻大温散之藥治之蓋脾虛氣出故雖腹脹而不喘可以温散藥治之使上下分消其氣則愈矣若氣虛已出附肺而行即脾胃内弱每生虛氣入于四肢面目矣小兒易為虛實脾虛則不受寒温故服寒則生冷服温則生熱當知此勿誤也夫胃久虛熱多生疸病或引飲不止因脾氣不能生腎隨肺氣上行于四肢而目腫若水狀此腎氣浸浮于肺即大喘也當用塌氣丸主之如病愈後而面未紅者此虛衰未復故也然下後喘宜塌氣丸若未下而喘又宜下之如大小便不通當先利小便後利大便

水腫

腫脹二症此由虛中有積久患失治日漸傳變症候多端當隨輕重察盛衰審表裏以主治之大要先固其本後正其標斯無恙矣經曰至陰者腎水也少陰者冬脉也其本在腎其末在肺皆積水也又曰腎者胃之關也關門不利故聚水而從其類也上下溢于皮膚故胕腫腹大上為喘呼不得卧者標本俱病也丹溪云惟脾虛不能行水脾虛不能制水脾與胃合又胃為水穀之海因虛而不能傳化腎水泛濫反得以浸漬脾土于是三焦停滯經絡壅塞水滲于皮膚注于肌肉而發腫也其狀目胞上下微起肢体重着喘咳怔忡股間青冷小便澁黃皮薄而光手按成窟舉手即滿是

也古方有十種論症又有濕氣毒氣傷寒後瀉痢後氣血虛者之五種及痼氣癥積鎖肚胸膈作膨脹氣虛冷積者之七脹亦當詳之其受濕氣者由脾胃之氣敦阜四肢頭面皆腫也食毒者脾傷積毒停留于胃也傷寒下早者邪氣乘虛而入也瀉痢後者脾氣虛也皆宜先調胃氣次治其腫至七脹皆由血氣不足臟腑怯弱表裏皆虛邪正相亂以致四肢浮腫腹肚膨滿亦當先調榮衛分別陰陽治法宜補中行濕利小便凡有熱者水氣在表也可汗之身無熱者水氣在裏也宜下之腰已上腫宜利小便腰已下腫宜發汗此仲景之法也若遍身腫煩渴小便赤澁大便秘結此屬陽

金匱水氣篇師曰諸有水者腰以下腫當利小便腰以上腫當發汗乃愈今上下二字誤寫當改難免

誤後來

水遍身腫不渴大便溏洩小便清利此屬陰水陽水兼陽症者脉必浮數陰水兼陰症者脉必沉遲氣若下陷宜用二陳加升提之藥如腹脹少加木香調之若朝寬暮急屬陰虛朝酌用四物湯加參朮夕用加減腎氣丸如朝急暮寬屬陽虛朝用六君子湯夕用加減腎氣丸如朝暮皆急陰陽皆虛也用八珍湯主之真陽虛者朝用八味地黃丸夕用補中益氣湯若肚腹痞滿肢体腫脹手足並冷飲食難化或大便溏瀉呼吸氣冷者此真陽衰敗脾肺腎虛寒不能司攝而水泛行也急用加減腎氣丸否則不治惟調補脾土多有生者然有此症夏秋冬治之頗易惟春不然蓋四時之

水無如春水泛溢兼肝木旺而脾土受尅不能受水所以難療進退不常須徐徐調理取効若脾熱而困又以熱藥燥之雖火能生土亦可勝水奈何燥之太過土不歛火則熱愈甚而不食發熱煩渴醫者又進以燥劑由此而面目轉浮致脾敗而手足背皆腫益手足背與臍凸即脾之外候有未經發表遽用下藥以瀉之則一瀉而腫消乃曰得瀉之力殊不知脾愈瀉而愈虛不逾旬月其腫如初此世人只知瀉腫為最而不求其十補勿一瀉之論法當隨四時用藥解表通利為主內經云開鬼門謂發汗也潔淨府謂利小便也平治權衡以平為期此之謂也有初中便覺痰嗽氣喘小

水不通正屬肺腎所主或先服觧表散次以三白散為治經又曰其高者因而越之即湧吐之義也下者因而竭之即滲泄之義也凡得此病非一朝一夕之故不可以猛浪之藥求其速効以致虛脫如愈後再感外風滿面虛浮用排風湯和觧仍服前救脾湯劑免致反復飲食之忌惟塩醬鳌鮓濕麵皆味鹹能溢水者并生冷毒物亦宜戒之須待脾胃平復腫消氣实然後于飲食中旋以燒塩少投則其疾自不再作故曰治腫非易補養尤難所忌者切須詳審

發熱論

小兒之熱有心肝脾肺腎五臟之不同虛實溫壯四者之不一及表裏血氣陰陽浮陷與夫風濕痰食各當詳之大凡心熱者額上先赤心煩心痛掌中熱而噦或壯熱飲已午時益甚肝熱者左頰先赤便難轉筋尋衣捻物多怒多驚四肢困倦寅卯時益甚脾熱者鼻上先赤怠惰嗜臥身熱飲水遇夜益甚肺熱者右頰先赤手掐眉目咳嗽寒熱飲水日西熱甚腎熱者頦下先赤兩足熱甚夜間益熱仍當辨甚虛實實則面赤氣粗口燥唇腫作渴飲冷大小便難或掀衣露体煩啼暴叫伸体而卧睡不露睛手足指熱宜用表下虛則面色青白恍惚神緩口中虛冷噓氣軟弱喜熱惡寒

泄瀉多尿或乍涼乍温怫鬱驚惕上盛下泄夜則虛汗屈体而卧
睡而露睛手足指冷宜用調補
壯熱者肢体大熱々不已則發驚稍温熱者肢体微熱々不已則
發驚搐陰虛則内熱陽盛則外熱以手輕捫之則熱重按之不熱
此皮毛血脉之熱々在表也重按之筋骨之分則熱輕手則不熱
此筋骨之熱々在裏也不輕不重按之而熱此肌肉之熱々在表
裡之間也脉尺寸俱滿為重實尺寸俱弱為重虛脉洪大或緩而
滑或數而鼓此熱甚拒陰雖形症似寒實非寒也熱而脉數按之
不鼓此寒盛格陽雖形症似熱實非熱也發熱惡熱大渴不止煩

躁肌熱不欲近衣其脉洪大按之無力或兼目痛鼻乾此血氣虚發躁也當補其血如不能食而熱自汗者氣虚也當補其氣仲景論内外不足發熱自汗之症禁不可發汗如飲食勞役雜病發熱誤發其汗則表必虚身熱而汗出者風也發熱身疼而身重黄者溼也增寒發熱惡風自汗脉浮胸痞者痰也發熱頭痛脉數者食也寸口脉微為陽不足陰氣上入陽中則惡寒尺脉弱為陰不足陽氣下入陰中則發熱陰陽不歸其分則寒熱交争也晝則安静夜則發熱煩躁陽氣下陷入陰中也晝則發熱煩躁夜則安静是重陽無陰也當急瀉其陽峻補其陰至若身熱脉弦數戰栗而不已

悪寒者痺瘧也發熱悪寒脉浮数者温病也若四肢發熱口舌咽乾是火熱乘土位湿熱相合故煩躁悶亂也若身体沉重走注疼痛乃湿熱相搏風熱欝而不得伸也

實熱

小兒實熱者頭昏頬赤口内熱小便赤澁状如荳汁大便堅鞕或秘澁不通腹急悶為實症然于實中更宜分表裏而治如表實宜汗裏实宜下半表半裏宜和解

虚熱

虚熱者因病後平復血氣未匀四体羸弱時多發熱治宜調氣補

虛其熱自退

表裏熱論

凡身熱不飲水者熱在外身熱飲水者熱在内古方四順飲治熱在内而不厭連翹飲治熱在外而不厭

餘熱

餘熱者謂寒邪未盡傳經之遺熱也凡傷寒下後而熱又來乃表裡俱虛氣不歸元陽浮于外不可再用涼藥蓋熱去寒起古人戒之法當和胃氣使陽氣收歛歸内其熱自止

壯熱

壯熱一向不止由血氣壅実五臓生熱薫熨于内則眠卧不安精神恍惚熏發于外則表裏俱熱煩躁喘粗甚則發驚癇也

温壯

温壯與壯熱相類而有小異一向熱而不止是壯熱也但温温然不甚盛是温壯也蓋大便臭而黄者此腹内有伏熱若糞白而酸臭則挾宿食不消輕者消導重者節乳哺當微下

驚熱

驚熱者徧身發熱或熱而不甚面青自汗睡夢虚驚顛叫恍惚有因驚而生熱者有因熱而生驚者

骨蒸熱

凡一歲至十歲衣服皆不得着新棉又不得冬月以火烘衣被勿令食桃杏梅楊菓实又不得食炙煿熱麵之類皆令小兒体熱或因傷寒後食肉太早令兒体熱者有之大凡骨蒸之症身体虛羸遇晚而發有熱無寒醒後口渴汗出方止此乃宿病之餘毒傳作骨蒸或腹内有痞塊有時微痛者宜先療脾虛宿滯次以柴胡飲爲治須忌羊酒鷄麵毒物

煩熱

煩熱者五心熱甚煩躁不安手足時欲露出小便赤澁謂之煩熱

潮熱

潮熱者時作方止每日應時而發謂之潮熱如潮信之不失其期也有風寒疳積食癖之分陰陽虛実五臟之異如汗出身熱呵欠面赤者風熱也傷寒時疫陰陽相勝外感熱也肌瘦白乾骨蒸盜汗疳熱也大小便澁汗下不解積熱也腹背先熱夜發旦止食熱也涎嗽飲水乳食飲水不消癖熱也又有煩熱者氣粗喘促心躁不安頰赤口瘡兼發痼症瘡疹熱者耳鼻尖冷血熱者巳午間發至夜則凉虛熱者困倦少力發于病後陽邪于心則来去不定陰陽相勝則寒熱如瘧若寅卯辰時熱而力盛飲水者肝經实熱

也熱而力怯飲湯者肝經虛熱也實熱用柴胡清肝散虛熱用六味地黄丸巳午時熱心經也實用導赤散虛用秘旨安神丸申酉戌時熱肺經也實用瀉白散虛用秘旨保脾湯亥子丑時熱腎經也用地黄丸

晝熱

小兒每早食後發熱夜則凉世醫多謂虛勞或謂疳熱不知此血熱症也宜龍胆丸地黄丸之類時時與服即瘥 按全嬰方所云血熱者巳午時發熱遇夜則凉與東垣所謂夜則發熱晝則明了不同然東垣所云血熱者指陰虛而生內熱也夜則熱發晝則明

了取其晝陽夜陰也鄭氏所云血熱者指小兒血盛实而言也蓋謂巳午者心火用事之時也心主血血氣行至巳午二時則陽氣盛陽與正氣相搏故至期而發熱非其時者非血熱也。

夜熱

夜熱屬陰治以四順飲之類此血熱在夜也小腸有宿食常暮發熱明日復至此宿食夜熱也不可不辨也

積熱

積熱者久熱也宿熱亦久但兼面黃吃土炭鼻下爛耳其積熱之症表裏俱熱偏身皆熱煩赤口乾小便赤澁色大便焦黃治宜微

利則熱去如熱既去而復熱者是內熱既解而外熱未解也治宜微發汗表熱乃去如熱去後又復發熱者世醫到此盡不能曉或再用涼藥或再解表或以為不可醫誤至夭傷者甚多殊不知此為表裏俱虛氣不歸元而陽浮于外所以再發熱非熱症也治宜和其胃氣則收陽歸內身体便涼

寒熱

經曰陽虛則外寒陰虛則內熱陽盛則外熱陰盛則內熱寒〻熱往來瘧如症如瘧狀陰陽相勝也先寒而後熱陽不足先熱而後寒陰不足寒多而熱少陰勝陽也熱多而寒少陽勝陰也寒熱相半

陰陽交攻也寒熱隔日陰陽乍離也陽盛發熱陰盛發寒也其有頭痛汗出者有嘔吐不食者有增寒而飲水者壯熱而飲湯者有筋骨疼痛者或溏或秘或內寒而外熱或內熱而外寒又有寒而腹中痛熱而腹中鳴是有食積也陽不足則先寒後熱陰不足則先熱後寒陰陽不歸其分則寒熱交爭也少陽胆者肝之府界乎太陽陽明之間半表半裏之分陰陽之氣易于相乘故寒熱多至肝胆經症以小柴胡湯加減調之若但見寒熱起居如常久而不愈及大病後元氣未復悉屬陰虛生熱陽虛生寒宜用八珍湯補之甚者十全大補湯其有食積者先消後補如食積既消而寒熱尚

三二

作者是肝邪乘脾所勝侮所不勝也用異功散加柴胡山梔異功散參朮甘苓橘紅木香

心痛

小兒心痛當于大人心痛門~~參~~用如心痛吐水者係虫痛心不吐水者係冷心痛

煩躁

火入于肺則煩入于腎則躁夫心者君火也火旺則金爍水虧而火獨存故肺腎合而為躁也活人云但煩躁者虛煩也諸虛煩熱與傷寒相似但不惡寒鼻不疼故知非傷寒也頭不痛脉不緊故

知非裏寒也不可發汗攻下當與竹葉湯兼嘔吐者與橘皮湯又心虛則先煩後渴翕翕發熱其脉浮緊而大是也盖煩者心中煩擾而內熱故屬陽躁者肢体躁動或裸身欲入井中為外熱故屬陰外熱者無根之火也是以為虛矣小兒當辨其嗞煎不安是煩嗞啀不定是躁嗞煎者心經有熱精神恍惚煩滿生驚嗞啀者心風有風煩躁驚搐也熱甚者黄連解毒湯鞋者導赤散風熱者至寶丹脉數而实便閉有熱者神芎丸此皆实熱之法治也若煩而頭痛短氣口乾咽燥不渴者虛也用四君子如芎歸因藥攻伐而作渴者用竹茹湯煩而不得眠者酸枣仁湯心神顛倒煩熱欲吐者

朱砂安神丸面戴陽目內赤六脉洪大按之全無者血虛發躁用當歸補血湯若躁而裸体欲入井中脉沉細或浮大按之如無者此皆陰盛發躁也宜用參附湯有回生之功

注夏

脾爲太陰位屬坤土喜燥而惡濕故凡脾胃之氣不足者遇長夏潤溽之令則不能升舉清陽健運中氣又復少陽相火之時熱傷元氣則肢体怠惰不收兩脚痿弱嗜臥發熱精神不足飲食少思口中無味呼吸短乏氣促目中視物䀮䀮小便赤數大便不調名曰注夏此皆稟賦陰虛元虛不足之症丹溪補陰論言之詳矣

育子者其可不知冬月養陽之道乎治法用補中益氣湯去升麻柴胡加炒黄柏主之若因勞役發熱血虚脉大者用當歸補血湯氣血兩虚者八珍湯肝腎陰虧者地黄丸大便作瀉者人參理中湯若乳母肝火乘脾寒熱少食者柴胡梔子散胃火作渴者竹葉石膏湯小兒多因乳母之氣不調而致當戒怒氣調飲食適寒温則可以遠病矣又如今人夏月嘗以香薷飲浸冷飲之殊不知香薷利水大損元陽厚朴耗伐大泄真氣況脾性喜温而惡熱夏月陰盛于内冷啜傷脾若胃强有火濕熱為病之人固無大害其脾胃虚弱中氣不足者必為腹痛少食泄瀉寒中之疾矣即大人亦

所當戒者況小兒乎慎之

舌

舌者心之候脾之脉絡于舌也凡經有熱無發泄而發于舌附舌下近舌根生形如舌而小謂之重舌々漸々腫大塞滿口中謂之木舌凡患此症是脾與心肝蘊受極熱有所謂重舌木舌又謂之舌黃鵞口名雖異皆熱也大抵重舌生于舌下挺露如舌故曰重舌然脾之絡脉係舌傍肝之絡脉係舌本心之絡脉係舌根凡此三經或為風寒濕熱所中則舌捲縮或舒長或腫滿治宜消黃散綠袍散主之及當歸散羌活散與服

弄舌

小兒舌微露而即收者名弄舌此屬心脾虧損宜用温脾散補之一切勿用冷藥及下利之劑如舌舒長良久不收者名吐舌乃心脾積熱宜用瀉黃散主之或兼口舌生瘡作渴飲冷屬胃經實熱亦用前散作渴飲熱屬胃經虛熱用四君子湯食少作渴或大便不實脾胃虛弱也用七味白术散口角流涎或腮頰患腫胃虛風熱也先用人參安胃散次用七味白术散若午後甚者脾血虛也四物湯加參术茯苓未應用補中益氣湯及審五臟相勝大凡小兒弄舌或欲飲水醫疑為熱用冷藥下之者非也蓋飲水者脾胃津

液少故也又加面黃肌瘦五心煩熱即爲疳症當參諸疳門同

諸失血症論

小兒九道出血何爲而然蓋人之所有者血與氣也心者血之主肺者氣之主氣主呴之血主濡之榮養百骸灌溉絲脉升降上下榮衛諧和自然順適一或不調疾由生焉或外爲六淫所侵内因七情所沮氣乃流而不行血乃壅而不濡内外抑鬱不能流注以榮于身必有妄動之患叔和以芤脉爲失血之義在七表屬陽故也陽明主乎多氣多血未有不因熱而得蓋氣血俱熱熱鬱内逼失其常度是以妄行有在襁褓患此症者固非七情所傷皆因乳

母不自寬釋及啖辛辣之物流于乳絡兒飲之後停滯不散欝蒸于内亦能動血或居重幃煖閣火氣熏逼不令常見風日積溫成熱熱極則湧洩或吐或衄或大小腑亦多血耒者有氣虛而邪熱乘之則血不得循流故道滲于諸經亦生走失之症其面㿠白脉況微血淡紫口氣緩是也況嬰兒脆弱易虛易實因熱内攻血隨氣行或壅而上逆或下而下泛遂有吐血衄血鴻血溺血之症然而血不苟動因氣使之風不自生因熱而起由是而論可以類推治法先明虛實審得病源隨經施藥餌無差則不失其机要

吐血

夫吐血者榮衛氣逆也榮者血也衛者氣也榮衛相濟不失常道一有所勝則致妄行蓋者血水也決之東則東流決之西則西流氣之使血其勢如此巢氏云血者是有熱氣甚而血虛熱來于血血性得熱則流散妄行氣逆則血隨氣上故令吐血也人或飲食太飽之後脾胃內冷不能消化忽吐所食之物氣血相衝因傷脾胃亦令吐血若久嗽氣逆面目浮腫而嗽吐血者是虛損也大凡小兒吐血多因稟賦積熱或食膏粱厚味或乳母七情鬱火所致治法若氣虛血弱當補之陽旺則陰生血也若四物湯者獨能主血分受傷為氣不虛也若左寸關脉數而無力血虛也四物湯加

参术浮而無力虛氣也補中益氣湯尺脉数或無力腎虛也六味地黄丸右寸関脉数而有力者肺胃熱也犀角地黄湯後用四物湯参苓白术尺脉数而無力陰虛也亦用六味地黄丸若面黄目澁肜多手麻者脾肺虛也用黄芪竹葉湯

衄血

衄血者是五臟熱結所為也血隨氣行通流臟腑冷熱調和不失常度無有壅滞亦不流溢血得寒則凝結得熱而流散熱乘于血隨氣發溢于鼻竅也又有因傷寒溫疫諸陽受傷不得其汗熱無所泄故血從鼻而出也治法因驚仆地氣散血無所歸而鼻衄者

用異功散加山梔柴胡左臉青而兼赤者先用柴胡清肝散後用地黃丸右臉赤乃肺大腸实熱也用瀉白散鼻色赤乃脾胃实熱也用瀉黃散微赤乃脾經虛熱也用異功散色深黃用濟生犀角地黃湯後用楊氏地黃散淡白色用六君湯額間赤色用四物湯加山梔赤甚用五淋散小便赤色用六味丸補中益氣湯唇色白用六君湯久而不愈用麦門冬飲

便血尿血

大便下血者是大腸熱結損傷所爲也臟氣既傷風邪自入或蓄熱或積冷或濕毒傷于脾胃或宿食傷于臟腑因[illegible]冷熱交擊宿

濕生作致動血氣停留于内凝滯無歸滲入腸中故大便下血也或有腹脹冷氣在内攻衝亦令大便下血又因風冷乘虛客入脾胃或瘀血在于腸胃濕毒下如豆汁又有傷于臟亦能便血若上焦心肺有熱施注大腸亦令大便下血亡血脾弱必濁久則血虛其人必肌体痿黄頭髮不黑矣

溺血者蓋心主血與小腸相合血之流行週遍經絡循環臟腑若熱聚膀胱血滲入脬故小便出血也大凡小兒患此多因胎中受熱或乳母六淫七情厚味積熱或兒自食甘肥積熱或六淫外侵而成若嬰兒患此以治乳母為主餘當臨症制宜

語遲

五臟有五聲心聲為言若兒稍長纔語而語遲由在胎時母忽驚怖內動兒臟邪乘于心心氣不和舌本無力故語遲也若因吐瀉及大病後雖有聲而不能言又能嚥藥此非啞音為腎怯不能上接于陽故也當用補腎地黃丸主之蓋瘖失音乃猝病耳如口禁不止則失音聲遲亦同

汗論

夫汗者心之所藏在內為血發外者為汗蓋汗乃心之液故人之氣血平則寧偏則病經云陰虛陽必湊則發熱而盜汗陽虛陰必

汞則發熱厥而自汗皆由陰陽偏勝而致經又曰飲食飽甚汗出于胃驚而奪精汗出于心持重遠行汗出于腎疾走恐懼汗出于肝摇体劳苦汗出于脾葢小兒氣血嫩弱膚腠未密如學衣温暖熏蒸臟臟腑生熱熱搏于心為邪所勝故液不能内臟熏出肌膚則為盗汗又或傷于冷熱冷熱交争陰陽不順津液走泄亦令腠中汗出其間有虛實之症虛者謂病諸大汗後血氣尚弱液溢自汗或潮熱或寒熱發過之後身涼自汗日久令人黄瘦失治則變為骨蒸疳劳也盗汗者謂其睡熟也澉澉然汗出覺則止而不復出矣亦是心虛宜歛心氣益腎水使陰陽調和水火升降其汗自

止若汗出如油喘而不休此為命絶汗發黄此為脾絶汗出不流如貫珠者為心絶汗數者並不治若六陽虛則汗虛出上至頭下至項亦多主難治又有實症無汗外因感冒傷風邪發熱無問昏醒浸浸汗出當救表解肌有夜睡中汗自出者名盜汗此因陽虛所致久不已者令人羸瘠枯瘦心氣不足益津液妄出故也用茯神湯加黄芪姜棗燒鹽煎服有小兒無疾睡中遍身汗出如水覺而經久不乾此名積症盜汗脾冷所致當用消導之藥後用啓脾之劑

噫氣

經曰脾病則面黃善噫噫者寒氣客于胃厥逆從下上散復出于胃而為噫之善思善味其症當臍有動氣按之牢若痛其病腹脹滿食不消体重節痛怠惰嗜卧四肢不收經曰脾主四肢有是者脾也又曰二陽一陰發病主驚駭背痛善噫何謂也寶謂上焦受氣于中焦中焦氣未和不能消穀故為噫也中焦亦脾胃之分也脾土虛寒由命門火衰不能温蒸水穀古人嘗假兔絲子旬日間飲食如湯沃雪亦此義也補脾宜人參理中湯補右腎宜用八味丸胃氣虛不能運化水穀者六君子加木香鬱結傷脾者加味歸脾湯木克土者四君子柴胡升麻兼嘔雜者加吳茱萸半夏治者當之

下氣

腸胃鬱結穀氣內發而不能宣通于腸胃之外故喜噫下氣也若癲癇瘈瘲下泄而不止者必死乃真氣竭絕腠理閉塞以致穀氣不能宣通于腸胃之外故從腸胃中泄出婁全善云下氣屬心虛經云夏脉者心也心脉不及下氣爲泄者是也經又云飲食入胃游溢精氣上輸于脾脾氣散精上歸于肺通調水道下輸膀胱水精四布五經並行此平人也若七情內傷六淫外侵飲食不節房勞過度致脾土之陰受傷轉運之官失職不能輸化故下氣也又曰陰精所奉其人壽陽精所降其人夭陰精者乃五穀之精上宗心

肺以降腎肝故曰其人壽陽精者乃胃中之清氣陷入腎肝不能升浮上輸心肺故曰其人夭若飲食過度腸胃鬱結用平胃散癲癇癆瘵用補中益氣湯心氣虛弱用補心丸心氣虛寒用補心湯脾胃氣寒用理中湯肝木乘脾用六君子湯加木香脾氣鬱結用加味歸脾湯脾氣下陷用補中益氣湯命門火衰用八味丸腎氣不足用六味地黃丸大凡噫氣下氣者其脉言及大伍內經云短則氣病以其無胃氣也諸病見此脉難治但純補胃氣為善

尋衣撮空

尋衣撮空許叔微謂之肝熱夫肝主筋〻脉血枯而風引之攸手

指為攝斂也宜礞服六味地黄丸間有旧生之功錢仲陽用瀉清丸此治肝經實熱搐搦衣撮空皆病後之敗症耳求其实熱則百無一二矣治者審之王海藏治血脫尋衣撮空摸床手揚搖頭錯語失神脉弦浮而虚血脫内躁熱之極也氣麤鼻乾此為難治用生地黄連湯主之

喜笑不休

經曰心神藏有餘則笑不休又曰在臟為心在声為笑在志為喜又火太過曰赫曦赫曦之紀其病笑譫狂妄又云少陰所至為喜笑又云精氣并于心則喜此數者皆言屬心火也若笑不休冲而

三

為腹痛此水乘于火陰擊于陽陽伏熱生狂笑譫語不問可知心之損也扁鵲云其人唇口赤色者可治青黑者死若腎水虧涸不勝心火而喜笑不休者用六味地黃丸肝火熾盛能生心火而喜笑不休者用柴胡清肝散餘兼別症各從其症而參治之

疳論

諸疳皆脾胃之症內亡津液之所作也或因吐瀉後醫又以藥下之致脾胃虛弱亡失津液遂成疳症內經曰數食肥令人內熱數食甘令人中滿故必戒其肥甘等味然後察其冷熱熱者凉之冷者溫之冷熱者溫凉之此其要也熱疳病多在外鼻下赤爛

頭瘡濕癢五心煩熱掀衣氣粗渴飲冷水煩躁卧地肚熱脚冷潮熱往來皆熱癖也冷癖病多在内利色無常其沫青白肢体軟弱目種面黧又有一症躁渴卧地似有熱狀惟飲食不進滑泄無已亦冷癖也其有瀉多膿血日加瘦弱此則謂之冷熱癖大抵癖之受病皆虚使然熱者虚中之熱冷者虚中之冷治熱不可妄表過凉治冷不可峻温驟補蓋小児易爲虚實脾虚則不受寒温服寒則生冷服温則生熱識此而勿悮豈非幼幼之綱領乎上醫處此消積和胃滋血調氣隨順藥餌以扶之淡薄飲食以養之榮衛調和臟腑自然充實一或過焉君子未保其往也取積之法又當權

衛積者疳之母由積而虛謂之疳極凡有積者無不肚熱腳冷須酌量虛實而取之若有積虛甚則先與扶胃使胃氣內充然後為之微利若積勝于虛則先與利導繼得一泄急用和胃之劑為之扶虛然後取積雖當疎利如白豆蔻蘿蔔子縮砂蓮朮消積等藥亦不可無暢閑癖痛亦虛中之積也先寒後熱飲水不食或因熱水以致喘嗽錢氏有癖為潮熱之說治法解散積熱即與下癖令是而觀發作不同療治不一豈可無權度于此哉假如潮熱一臟虛一臟實而內發虛熱也法當補母而瀉本臟則愈假令日中發潮熱是心虛熱也肝為心母法宜先補肝母肝實而後瀉心心得

母氣則內平而潮熱自愈倘見潮熱者謂其實乃以大黃牙硝等諸冷藥利之利既多而不能禁則津液內亡漸成疳矣又加癖病發作寒熱飲水脇下有形硬痛法當用藥漸消磨之倘以巴豆硇砂等峻藥下之則胃中津液耗損漸成疳瘦矣蓋小兒病癖皆由乳食不消伏在腹中乍凉乍熱飲水不止或喘而嗽與潮熱相類以其有癖癥則令兒不食致脾胃虛而發熱故引飲也飲多則蕩滌腸胃亡失津液不能傳化穀其脉沉細益不能飲食致脾胃虛衰四肢不舉諸邪遂生羸瘦而成疳也又有病傷寒五六日間有下症以冷藥下之太過致脾胃虛而津液少即便引飲不止而生

熱也熱氣內耗肌肉內消外邪相干症變多端亦盛疳病

又有小兒久患腎症內虛不食甚者柱天骨倒治法用錢氏地黃丸加驅疳等劑仍與貼頂強頸筋若不識症謂之五軟非也天柱骨倒凡有三種有吐瀉日久羸弱成者有肝膽伏熱肉赤唇紅忽變此者有傷寒不及發表成是皆風邪入肝以致筋絡舒弛吐瀉者當調胃氣肝熱者隨輕重以涼肝並與強筋貼項惟傷寒天柱骨倒者難療故并及

五疳可治形症

凡小兒疳在內眼澁腹脹痢色無常或如泔淀日漸羸瘦此候可

療。若鼻下赤爛，自揉鼻頭，上有瘡生痂，痛癢漸漸生流，引遶于面耳，時時目赤，頭髮稀疎，腦皮光緊，頭大項細，肌体羸瘦，此可療。若唇口被蝕，齒斷五色，或盡峭黑，舌下有白瘡，上齶有竅子，口中時有臭氣，齒齗互漸染欲爛，此亦可療。若下部開張，有時赤爛，癢不可忍，下利無常，此亦可療。若瘡蝕脊膂，十指皆癢，自咬指甲，頭髮如穗，脊骨如鋸，有時腹脹，有時下痢，若急治之，無有不生。

五疳不可治形症

凡小兒肝臟疳，若目中帶青脉，左脇下硬，多吐涎沫，眼角左右有黑氣所衝，不可治也。心臟疳，若愛驚啼，常好飲水，便食辛味，耳邊

症

有脉舌上有黑靨者不可治也脾臟疳若肚大唇無血色人中平滿下痢無度水穀不消好喫泥土皮枯骨露不可治也肺臟府疳若欬逆氣促多瀉白沫身上有班生如粟米大色若黑者不可治也腎臟疳若愛食酸鹹飲水無度小便如乳牙齒青黑耳腦乾燥肩竦骨露枯不可治也又五疳有五絕候一襯着脚中指底不覺疼二抱着手足垂軃無力三病未退遍身不煖四臟腑瀉青涎及沫不止五項筋舒展無力如此之候皆不可治矣欲用藥切在審詳

肝疳症

肝疳者由乳食不調肝臟受熱所致也若乳母寒溫不調滋味不節或外感風寒內傷喜怒邪氣未散遽以乳兒多成風疳肝者眼之候上膈伏熱痰涎壅滯以致疳風入眼赤腫翳生眵淚爛眶痛癢揉擦昏暗雀盲甚至經月合眼亦名疳眼外症搖頭揉目白膜遮睛眼青淚多頭焦髮豎筋青腦熱甲癢筋攣燥渴汗多下痢瘡癬是也治宜以蘆薈丸主之間服地黃丸

心疳症

心疳者由乳食不調心臟受熱所致也蓋小兒血氣未定乳哺有傷易生壅滯內有滯熱未得疏通故心神驚鬱而作驚疳之候外

症身体壯熱腮臉赤唇紅口舌生瘡胸膈煩悶小便赤澁五心皆熱盜汗發渴齧齒虛驚是也治宜以安神丸以治之心異功散以補脾

脾疳症

脾疳者由乳食不節脾胃受傷所致也或乳母恣食生冷肥膩或乳兒過傷或飯後與乳致吐或乳多眠久則變為乳癖腹脇結塊亦為妳疳外症面黃身熱肚大脚弱吐逆中滿乏力啼叫水穀不消泄下酸臭合面困睡減食吃泥是也治宜益黃散或用四味肥兒丸以治疳五味異功散以生土

肺疰疳

肺疳者由乳食不調壅熱傷肺所致也肺主于氣鼻乃肺所通其氣不和則風濕乘虛客于皮毛入于血脉故鼻下兩傍赤癢瘡濕名爲鼻疰疳其瘡不痛汁所流處隨即生瘡亦名疳𧏾外症咳嗽喘逆壯熱惡寒皮膚粟生鼻瘡流涕咽喉不利頤爛吐血紅氣脹毛焦泄痢頻併是也治宜以茴黄散或化𧏾丸及地黄清肺飲

腎疳症

腎疳者由乳哺不調藏腑伏熱所致也凡甘味入于脾而動蟲蟲動則侵蝕臟腑遂使孩提心下懊悶若上蝕齒齗時口瘡出血齒

色紫黑下蝕腸胃則下痢肚爛濕䘌生瘡癬治不愈精髓消耗難以有瘳虫着蟲也目為濕䘌多因疳傷人痢腸胃受濕得之狀如狐惑傷寒𧏾蝕之症或以走馬命名蓋𧏾屬腎腎主虛緣受熱邪疳氣直衝上焦故以走馬為喻初作口氣名曰臭息次第齒黑名曰崩砂盛則斷爛名曰潰槽熱血迸出名曰宣露甚者齒皆脫落名曰腐根其根既腐縱得全活齒不復生外症腦熱肌削手足冰冷寒熱時來滑泄肚痛口臭乾渴齒斷生瘡爪黑面黧身多瘡疥是也治宜地黃丸主之或于生脈散中加黃芪以補肺

冷熱疳論

疳之新者為熱疳面黄臉赤骨熱盜汗鼻乾口臭唇焦煩渴心躁驚悸情意不樂若疳之久者為冷疳目腫腹脹便利不定瀉糞肥膩或似油珠煩渴黄瘦熱疳病多在外冷疳病多在内人有冷熱二疳交互非新非久不内外因者

無辜疳論

小兒無辜疳者腦後有核如彈丸捏之反下轉是也凡小兒有此物如禽獸舌下有禁虫若不速去當損其命此核初生軟而不痛中有虫如米粉得熱氣漸漸長大大則筋結定定則即虫隨血氣流散所有停留子母相生侵入臟腑肌肉生瘡或大便泄膿血致

使漸漸黄瘦頭大髮立手足細弱從滋夭折矣又云天上有鳥名無辜晝伏夜遊洗濯小兒衣席露之經宿此鳥飛從上過而取此衣與小兒着取席與小兒卧便令兒生此病

五疳出虫論

五疳久而不愈則腹内有虫肌体黄瘦下痢不止宜服藥去虫則疳氣漸退其虫狀如絲髮或如馬尾多出于腹背及頭項上若虫色黄白赤者可治青色者不可療

蛔疳

小兒食飯食肉太早或腸胃停蓄甜膩化爲蛔虫皺眉多啼嘔吐

清沐腹中作痛肚脹青筋唇口紫黑搖頭齒癢是也治宜先用史君子散或蘆薈丸取蛔後溫補脾胃

脊疳

虫食脊膂身熱羸黃積中生熱煩渴下痢拍背如鼓鳴脊骨如鋸齒或十指皆瘡頻齧爪甲是也

腦疳

胎中素挾風熱生下乳哺越常頭皮光急滿頭餅瘡腦熱如火髮結如穗偏身多汗顖腫顖高是也凡小兒三歲已下多睡卧合面在地者便是腦中疳氣

乾疳

身体壯熱或時增寒舌澁口乾脣多盜汗皮膚枯燥髮立毛焦乳食雖多肌肉消瘦四肢無力好瞌昏〻泪往月未轉加痒瘦是其候也蓋瘦瘁少血舌乾多啼其病在心目不轉睛雖啼無淚其病在肝身熱尿乾手足清冷其病在腎声焦皮燥大便乾結其病在肺搭口痴脈胸脘乾渴其病在脾

内疳

小兒乳食不消心腹虛脹眼目澁癢體熱皮枯腸胃不調痢下五色漸〻羸瘦虫入肚腸日月弥深痢轉不止故號内疳蓋疳在内

則目腫腸脹利色無常或沫青白漸漸瘦弱此冷疳症也治使君
子丸

走馬疳

走馬疳疳蝕之極也凡得此候多因氣虛受寒及有宿滯留而不
去積溫成熱虛熱之氣上蒸或食甘酸鹹膩之物而脾經喜甘積
滯日久蘊熱上薰于口致齒焦黑爛間出鮮血血聚成膿膿臭成
虫侵蝕口齒甚至腮頰穿破乳食不下面色光浮氣喘熱作如先
落齒一兩三個即死不治治之之法先去積熱或服蘆薈丸外以
溫鹽水灌嗽或軟鷄翎蘸火鹽水拂洗用人中白散吹之若綿久

方

不愈傳于唇之上下乃成崩砂症或穴發滿腮齒落骨露飲食減少氣促痰鳴必致危矣

疳瀉

蓋因不慎飲食或食交亂所致腹中有片子或如雞子又如三二指大所以作瀉糞出如糟毛髮硬面無光或青黃色目多邪視當分水穀乃須温和藥和氣即愈若藥熱則作腫而死瀉而多食為虫疳宜殺虫藥瀉而少食為冷疳宜温藥

虛羸

母氣不足則羸瘦而極太約小兒羸瘦不生肌膚皆因脾胃不和

不能飲食故血氣衰弱不能榮于肌膚也挾熱者即溫壯身熱肌肉微黃挾冷者時時下痢唇口青白又曾經過諸大病服吐利發汗等藥病愈之後氣血尚虛脾胃猶弱不能傳化穀氣以榮身體故虛羸者更當審其形色察其症而施治之如面赤多啼心之虛羸也面青目劄肝之虛羸也耳前後或耳下結核肝經虛火也頸間肉裏結核食積虛熱也面黃痞滿脾之虛羸也面白氣喘肺之虛羸也目睛多白腎之虛羸也仍審相勝而藥之又寒熱二症不可不辨若腹痛瀉痢青白不渴喜熱此屬寒症雖在夏月宜溫補如木香等類如身熱煩躁瀉痢焦黃作渴喜冷此屬熱症雖在冬

月宜清凉如胡黃連之類皆捨時從症之治法全在醫者之治神而明之

鶴節

小兒鶴節由禀賦不足血氣未榮肌肉瘦瘠則骨節皆露如鶴之足皆腎虛不生骨髓之故治法宜地黃丸加牛膝芍藥

丁奚

小兒丁奚病皆由哺食過度而脾胃尚弱不能磨消所致蓋哺食不消則水穀之精減損無以榮其氣血遂致肌肉消瘦其見症腹大頸小黃瘦如腹大有青筋又名疳脹如無青筋乃名丁奚大半

因過飽傷食而得之若久而不愈則變成穀癥傷飽哺露病一名丁奚三種大体相似輕重立名也治法早夜宜服白术散以養胃氣下午宜服消導肥兒丸寒熱往来宜用柴胡飲有虫宜用使君子丸蓋此病得之非一朝一夕然施治之法亦須漸漸令其平復欲求速効則難矣凡鷄酒羊麵魚鮮甘甜生冷毒物宜忌之

哺露

哺露者亦由乳哺不節損于脾胃脾胃損而飲食減形容羸瘦則臟腑之氣不能宣通時間有熱謂之哺露此症與丁奚相去不遠但食多吐逆臟氣虚冷而泄瀉無度糞中有虫治法用丁奚症藥

惟加養臟湯服之

宿食

傷寒論人病有宿食何以別之師曰寸口脉浮而大按之反澁故知有宿食當下之宜大承氣湯於同一發熱而傷食者惟肚腹之熱為甚且糞極酸臭夜間潮熱尤傷積之明驗也蓋胃納水穀而脾化之兒幼不知撙節胃之所納脾氣不足以勝之故不消也神麴麦芽之屬皆腐化之物昔賢已謂能傷胃中發生之氣矣況進而三稜莪朮乎況又進而牽牛大黃巴豆乎脾氣一受傷于食再受傷于藥至于下之而氣一晄矣故健食之藥不可多用下積之

藥尤不可不審必視其症之可下與不得不下而後用之下後須即用扶脾養胃等藥

食積寒熱

小兒食積者因脾胃虛寒乳食不化久而成積其症至夜間發熱天明復凉腹痛膨脹嘔吐吞酸足冷壯熱喜睡神昏大便酸臭是也有前症而兼寒熱者名曰食積寒熱若食在胃之上口者吐之胃之下口者消之腹痛痞脹按之益痛者下之下之後仍痛按之則止者補之夾食傷寒者先散之用發散藥熱甚便秘者先利之用大柴胡湯如無外感但只傷食不至于甚宜平和調理之益脾

為至陰之藏也故凡脾病者至夜必熱〻而兼寒則又見所勝者侮所不勝矣食未消者消之則寒熱自止食既消者補之則寒熱自痊若手足並冷喜熱飲食此中州虛寒也宜温之大便欲去不去脾氣下陷也宜升之若夜間或侵晨泄瀉者脾腎俱虛也手足並熱作渴飲水者脾胃實熱也仍參腹痛腹脹積痛積滯治之

痞結　此痞在腹内與心下之痞不同

痞者寒也結也實也熱氣滿于胸膈之間留飲聚于腹脇之内于是榮衛不能流行臟腑不能宣通由脹滿而致痞結勢使然耳此熱實之症也時或發為壯熱大凡痞癖既久飲食减少脾氣必虛

久而不愈必先以胃虛為主使養正則積自除若欲直攻其癖不惟不能善消必致損其脾土脾土既虧則變症百出矣

積

面上虛腫是積々者脾之所係脾主身之肌肉故應面部故知是脾積蓋脾係土々無正形故早晚浮腫若病後此症則是虛中積宜調脾行氣

面合地卧是積何以合地其受積在脾是冷積何以知之其脾好土故知在脾冷者屬陰故知傷冷硬食得之宜下積行氣藥

腹脹是積其積在肺何以知之蓋肺主于氣纔得受積其氣便冷

腹脹氣急故知在肺如腹脹先宜調氣後轉〻後更宜調氣

小便如油是積其積在小腸何以知之蓋積受于脾〻當傳心不受觸則入小腸小腸是心之腑故知在小腸則節其水道小便如米泔油相似

髮黃是積是積氣傷心〻主血脈蔭遍身毛髮被積氣所干則髮黃故知是積傷心治宜取積

赤白痢是積其積在肺受傳大腸反有外傷冷而得何以知之蓋肺主西方庚辛金其色白後赤則是外邪故知肺傳大腸則為赤白痢也

兩眼黃赤睛青是積其積在肝何以知之爲肝主東方甲乙木色青却被血氣所干即黃赤睛青者以眼屬五臟肝是其主肝若受積故令眼睛青若傳膽則口苦不要喫物治宜凉藥退之

遍身虚腫是積其積不在臟只在腑何以知之爲其積曾取後被藥發動即不在臟故出皮膚之間爲腫也治宜用取虚中積藥然後補之

多瀉白糞是積是受冷積在脾何以知之蓋脾主化脾受冷積則冷滑而瀉白糞故知在脾治宜先轉後用温藥補之

積病不可醫者六

喘急是肺積蓋肺主氣喘急甚則肺絕其人當面白全無血色
面黑是腎絕當不辨好惡眼直無光只一日而死
吐熱氣是榮積其不醫者是血絕不可治也血主心心不能管故
出熱氣不止耳
手脚心生瘡是衛積衛者氣也胃氣不生故手足生瘡若衛絕則
氣不回主半日而亡
惡心乾嘔是胃積何以不醫蓋胃主化食其胃熱則惡心嘔吐故
不治不但乳食不化不食亦乾吐嘔面色青黃血色也
瀉久住又瀉是積咬脾爛何以知之蓋其瀉白糞爲食不消化住

了又放糞出黑即知脾爛不可治

小兒五積皆因臟氣不行蓄積一處不動故曰積夫心為伏梁在臍上上攻其心下攻胃口脾為痞氣在胃口上橫之肝為肥氣在臍之左邊肺為息賁在臍之右畔腎為賁豚在臍下各有變動非食之所成乃氣積也臟屬陰故在一處而不動

聚者謂六腑之氣留聚也腑屬陽陽氣運轉不停故其聚不定處發而腹痛蓋積聚之候皆面黃瘦劣肌肉髮立或肌体浮腫腹急多困多為水氣

凡虛中有積者因傷食而瀉又吐如此漸虛其病未愈故曰虛積

也又有因積而頻頻取轉不着致其積尚伏故亦曰虛中積凡痞中虛積因痞病轉瀉虛而痞不退故亦曰虛中積大凡治積必以調脾為主而以消導佐之經云邪之所湊其氣必虛留而不去其病乃實古人所謂養正積自除正此意也

乳積乳癖

其候吐下乳來有酸氣蓋因啼哭未已遽與乳喫停滯不化而得又有乳癖之候面色青黃發渴壯熱吐乳多睡口內生瘡漸漸黃瘦腹內結塊不散皆由乳母飲食無常醉飽過度便即乳兒或乳母偏卧一面乳兒不能迴轉兒亦睡着乳滯偏于脇下因此結聚

成塊而痛者是也

氣積

其候面色黃白不進食腹痛夭矯啼叫利如蟹渤此榮衛不和二氣爭忤日久得之

驚積

時時泄清水如生米汁是受傷而復有積也煩悶啾唧名為驚積治宜先解驚後理積

虛中積

其候渾身微熱不思飲食昏昧神緩抱着一似睡未覺肚熱足冷

多因吐瀉大病及攻擊之後而得此病

積痛

口中氣溫面色黄白目無睛光或白睛多及多睡畏食或大便酸臭者當磨積而痛自除

痃癖

凡小兒生下五個月以至七歲有結癖在腹或塊如梅核大來去或似卵大常時疼痛者亦分數類在左脇下痛者多名痃癖氣在右脇下痛者名癖氣皆由乳食不消伏在腹中乍涼乍熱飲水或喘嗽與潮熱相類若不早治必成疳積以其有癖故令兒不食致

脾胃虛而發熱引飲過多即蕩滌腸胃亡失津液胃不能傳化水穀其脉沉細並不貪食脾胃虛衰四肢不舉諸邪遂生鮮不瘦而成疳矣

渴

渴有三種一者熱實積于心脾煩燥大渴引飲宜白虎湯謂不因吐瀉大病忽然而作也二者因久病或取轉過度致脾虛飲多宜白术散三者因患濕熱病熱結膀胱小便不利大渴引飲有表裏症者宜五苓散百問云小兒唇紅如丹即發渴紅甚焦黑即危篤若三焦虛煩作渴者用三黃湯傷寒後唇口焦黑用白虎湯竹葉

湯瀉痢作渴者用四苓散之類常治暑積心脾煩渴引飲者用白虎湯下利脾虛作渴用七味白朮散熱結膀胱小便秘渴者用五苓散上焦虛熱者用四君子湯膏粱積熱者用清胃散脾胃積者用瀉黃散中氣虛熱者用異功散腎水虛熱者用六味丸其餘瘡症發熱各詳本症胎稟所致者當審察其因若誤用寒涼降火脾胃復傷則腹脹而為敗症矣大凡小兒渴病喫水太過腹脹泄瀉此病得之心臟熱心與小腸合小腸亦受熱小腸既熱其氣上奔胃口致孩子喫水其水待奔小腸被小腸氣熱滲泄不及轉入大腸如治之先下淋藥後用涼心臟藥然後止渴乃効

黄疸

一身皮目皆黄者黄病也若身疼髆背強大小便澁滿身盡黄面目指爪皆黄小便如屋塵色着物黄皆黄渴者難治此黄疸也此二症多病于大病之後別有一症不因病後身微黄者胃熱也大人亦同又有面黄腹大喫土口乾者脾疳也又有產下身黄者胎疸也大凡陽黄則大小便亦澁身熱是脾土與心火相搏為陽病法當先利小便後下大便陰黄則清便自調面目及身黄四肢冷是脾虚不能制腎水治法當用益黄散下史君子丸經曰中央黄色入通于脾故黄疸者脾之色也蓋因脾胃氣虚感受濕熱鬱于腠

理滛于皮膚蘊瘇積成黄薰發于外或脾胃虚弱物因癥癖攻之而成然瘠瀉亦主皮黄髮豎肚大青筋肌肉消瘦外無色澤身必發黄此又本于瘠病而作

滞頥

滞頥之病是小兒多涎唾流出漬于頥下此由脾冷液多故也盖脾之液為涎脾氣冷則不能收制其津液故冷涎令出滞漬于頥也

大小便不通

小兒大小便秘澁盖由乳食不節失度使之四大不調滋味有貪

遂乃五臟受病甘甜聚食鹹酸滯涎食滯流結于腸胃風壅積癖于心肺氣脉不順水穀不行雖然逆于上焦即秘結于下部小兒不知疼痛莫說因由驚啼頻頻脹而不乳不知孩兒痛刺連臍則面色青黃但按脉息與治若不察病源則依外變用藥安能取効

大便不通

小兒大便秘乃是肺家有熱在裏流入大腸以致秘結不通乃實熱也當以四順清凉飲加柴胡甚者加山梔黃芩流利之其表裏俱熱者面黃頰赤唇燥口乾小便赤色大便焦黃無汗者先解表以柴胡散汗之汗後大便秘或肚痛者以清凉散飲大柴胡湯承

氣湯皆可下之積熱者神芎丸尤妙

傷寒

小兒傷寒得之與大人無異所異者兼驚而已又多因夾食而得治法與大人亦同但用藥有溫涼藥劑有大小冲量云冬受嚴寒之氣即發者為傷寒其寒毒藏于肌骨之間至春而發者為溫病至夏而發者為熱病又有時氣傷寒者四時之間有不正之氣也如春應暖而反寒夏應熱而反冷秋應涼而反熱冬應寒而反溫非其時而有其氣其氣傷人則頭痛壯氣咳嗽氣粗燥渴心躁恍惚驚悸傳變與傷寒無異俗所謂天行者是也治法亦同傷寒大

七八

凡小兒傷寒治法周歲以前熱輕者宜服惺惺散冬月略加麻黃亦不妨也週歲以後急須表汗發散然後調理須在一晝夜得熱退方保無虞今之醫家多不表汗致令五六日熱不除入于經絡搏于血氣傳變多症或生驚風漸至危篤以至無藥可醫可不慎乎

傷寒正受

惡寒者必偎人藏身引衣庇体痰嗽耳連頰赤毛髮稀踈鼻塞多涕是為表症宜微汗當用解表之劑惡寒而内熱者必出頭露面揚手擲足掀衣氣粗煩渴燥渴糞是為裏症略宜疎利至若頭額

冷手足涼口内氣冷面色黯淡大便自利或瀉青此則陰症裏虛當用温藥救裏辨脉大法嬰兒要看其虎口三關脉紋色紅而長童稚診其左手人迎脉緊甚總皆再驗小便赤白可知表熱之有無大便秘利可知裏熱之輕重

驗陰陽二厥

凡陰陽二厥各自不同陽厥者發熱四肢温煖不惡寒脉洪浮若陰厥不發熱四肢逆冷惡寒脉微而細大小便滑洩又有陰症似陽陽症似陰二症

驗表裏兩症俱見

傷寒表症當汗裏症宜下此不易之法也然表發攻裏本自不同假令病人脉浮而大是表症當汗其人發熱煩渴小便赤却當下此皆表裏俱見五苓散主之假令傷寒不大便六七日頭痛有熱者是裏症當下其人小便清者知不在裏仍在表當須發汗此是兩症俱見即未可下宜與桂枝湯假令病人心下滿口燥不欲食大便堅脉沉細是裏症當下頭痛汗出微惡寒手足冷却當表此亦兩症俱見仲景所謂半在表半在裏是小柴胡湯主之假令太陽病半裏未除而醫數下之遂夾熱而利利不止心下痞硬仲景所謂表裏不解桂枝人參湯主之假令本太陽病醫反下之因而

腹痛是有表復有裏仲景用桂枝加芍藥湯痛甚者桂枝加大黄又云太陽病係桂枝症醫反下之利不止脉促者表未解喘而汗出者葛根黄連湯主之已上仲景治傷寒有表復有裏之法學者當以意推之大人與小兒無異也

傷寒夾驚夾食

因驚之時而又傷寒故云夾驚傷寒因食而感受寒邪故云夾食傷寒大抵傷寒或有他症似積之類切不可妄下若下之太早表裏俱虚難于調理便成壞症凡傷寒有驚候雖知是夾驚症亦不可就用驚藥幼幼傷寒論曰只可解表最爲至理然雖用表亦不

可似大人重被𡱝覆以致取汗太過若熱太在裏譫語鄭聲等症當下者亦不可過用取積藥之類脾夾食者于理當下亦須量其虛实用藥方為善也傷寒：大便不通者是寒搏于氣而生熱：流汗入大腸故燥澁而不通也其咳嗽者是邪在肺：主氣傷寒邪氣先客皮膚隨氣而入故嗽重者有濃盗也其自汗者陽虛者受邪氣陰氣又虛邪氣又來于陰：陽俱虛不能制其津液所以汗出也其熱潮往來者是邪氣与正氣交争正氣勝則邪氣散故潮熱退若邪氣未盡則餘熱往來不已其嘔者是胃氣虛熱來虛入胃得熱則氣逆故嘔其渴者是熱入臟：得熱則津液竭燥故渴

其鼻衄者是熱搏于氣而乘于血血得熱則流散故從鼻出也

傷寒瘡疹同異辨

傷寒男体重面黃女面赤喘急增寒口中氣熱呵欠頓悶項急若發瘡疹則腮赤口燥多噴嚏悸動手倦四肢冷治傷寒先發散治瘡疹宜用溫平藥有大熱者宜兼解表

論六經所受表裏虛实

表症屬陽病在六腑　陽病外症脉　浮　洪　數　其見症壯熱煩渴大小便秘澁頭面有齊奮憤氣粗揚手擲足

三陽乃足三陽自頭至足

太陽屬膀胱　其見症腰脊強頭項痛發熱惡寒乃陽症之表

陽明屬胃　其見症目痛身熱鼻塞不惡寒反惡熱自汗不寐

实大便難乃陽症之裏

少陽屬膽　其見症胸脇痛口苦咽乾目眩往來寒熱而嘔病在

三陽三陰之間

表虛脉浮而緩　其見症自汗惡風小便自利明理論曰無汗而

惡寒為表实當表汗

大熱小便赤澀

表实脉浮而緊　其見症無汗而惡寒為表實明理論曰無汗而

惡寒為表实當表汗

論

汗下　活人書曰表病裏和汗之則愈下之則死當汗而不汗則汗血化為毒血則熱閉脉悶昏迷譫語心怯氣短發燥喘滿小便多皆血症也　楊氏曰誤下則內泄真氣邪得以深入為痞滿為結胸為懊憹為衂血蓋傷寒當汗之症必須先辯表而後可下

裏症屬陰病在五臟

陰病外症脉　沉而微　其見症厥冷自利煩燥無身熱頭痛

太陰屬脾

其見症腹滿或痛手足溫自利不渴咽喉腹滿時痛有積

少陰屬腎

其見症口燥舌乾而渴惡寒欲寐不欲見光明咽乾口燥胃汁乾也

厥陰屬肝

其見症唇青煩滿筋痿或渴不欲食舌捲囊縮毒入胃也

裏实脉沉而实　其見症心腹滿身熱口氣熱大便堅明理論曰腹脹滿而短氣者邪在裏法當下之

裏虚而傳陰症脉　沉　微　細　其見症自利厥冷身冷口氣冷煩躁而不身熱唇青舌黑或白胎或倦強頭額及鼻冷手足

白

冷　面色黯淡瀉青明理論曰腹脹滿而短氣者裏邪虛也宜溫
之

治傷寒大法不汗強汗津液枯竭而死令汗不汗竅閉悶絕而死
不下強下洞洩不禁而死令下不下脹膧煩亂而死

可汗症

發熱惡寒身体痛而脉浮須當隨其輕重而發之

可下症

不惡寒反惡熱手掌心并腋下濈濈汗出胃中乾燥糞結聚潮熱
大便硬小便如常腹滿而喘或譫語脉浮而滑胸膈連臍腹注悶

腹中痛坐卧不安胃悶喘急俱當下之

不可下症

陽明病自汗若已發汗小便自利不可下宜用蜜導法或膽導法通之

可吐症

胸膈痞滿痰壅礙塞脉浮或滑並宜瓜蔕散吐之虛人當吐不敢吐宜用枳實丸

班毒症

班毒有二症有溫毒發班有熱毒發班溫毒發班者因冬月觸冒

寒毒之氣至春始發熱毒發班者因夏月觸冒暑毒已經汗下再熱即發大抵班毒皆係四時感于乖戾之氣或未發汗熱毒不散表虛裏熱血溢不行故遍身發出班瘡及癮疹如錦紋巢氏云發班不可用表藥

陽毒傷寒

陽毒傷寒者蓋言陽氣燥而為毒當其脉浮大而數身重頭疼面赤有班班如錦紋狂言見鬼咽喉腫痛下痢濃血五日可治七日不可治

發黃

發黃症皆因寒溫之氣蘊結于脾胃蒸發而成也陽明病無汗小便不利心中熱壅必發黃凡發黃其寸口無脉鼻冷並不可治巢氏云凡發黃而下痢心腹滿者必先診其脉沉細者必死又有百日半歲小兒非傷寒溫病而身微黃者乃脾胃積熱也切不可灸灸之則熱甚

小兒傷寒不可醫症

傷寒面忽黑者不治　忽作鵶声　大小腸痛　叫聲不出　下糞黑色　爪甲黑者凡此六者俱不治

咳嗽

肺為嬌臟，外主一身之皮毛，内為五臟之華蓋，形寒飲冷最易得寒燥氣薰蒸最易為熱惟其易為冷熱而成咳嗽風乘肺者日夜無度汗出頭痛痰涎不利熱乘肺者氣喘而嗽面赤潮熱手足寒冷火乘肺者咳嗽上壅湧痰出血甚者七竅血溢燥乘肺者氣壅不利百節肉痛頭面汗出寒熱往來膚皮乾燥細瘡燎痒大便閉澁涕吐稠粘寒乘肺者或因飲食或因傷風或因冬月坐卧濕地嗽而兩脇痛屬肝經用小柴胡湯咳而嘔苦水者屬膽經用黄芩半夏生姜湯咳而喉中如梗者屬心經用甘桔湯咳而失氣者屬小腸用芍藥甘草湯咳而右脇痛者屬脾經用升麻湯咳而嘔長虫者屬胃經用烏梅丸咳而喘息吐血者屬肺經用麻黄湯而遺屎者屬大腸用赤石脂湯咳而腰背痛甚則咳涎者屬腎經用麻黄附子細辛湯咳而遺尿者屬膀胱用茯苓甘草湯咳而腹滿不欲食面腫氣逆者屬三焦用異功散若嗽日久津液枯耗肺經虛矣肺有六葉附于脊之第三椎如荷葉覆下卧開而坐合名為所以卧則氣促坐則稍寬乃因攻肺下痰之過名為虛嗽聲連不斷喉中痰鳴氣息欲絕嗽罷則吐白沫或乾嘔此肺虛而氣不順也面唇皆白額上多汗乳食減少致胃虛而胃亦虛宜其有[illegible]

可投茯苓厚朴湯及藿香飲次溫脾潤肺蓋肺與大腸相為表裏藉土氣以生金則嗽自愈

喘

凡喘嗽之症若小便不利則必生脹脹則必生喘當分標本先後先喘而後脹者主于肺先脹而後喘者主于脾蓋肺金司降外主皮毛肺朝百脈通調水道下輸膀胱肺既受邪則失降下之令故小便漸短致水溢皮膚而生脹滿此則喘為本而脹為標也治當清金降火為主而行水次之脾土惡濕而主肌肉土能剋水若脾土受傷不能制水則水濕妄行浸漬肌肉水既上溢則邪反

侵肺氣不能降而生喘矣此則脹為本而喘為標也治當实脾行水為主而清金次之苟肺症而用燥脾之藥則金燥而喘愈甚脾病而用清金之藥則脾寒而脹益增

悲哭

小兒有驚啼有夜啼有軀啼夫驚啼者由風邪乘心臟腑生熱則精神不定睡卧不安故驚啼夜啼者藏冷也夜則陰盛陰盛相感痛甚于晝故令夜啼一云有犯觸禁忌亦令患夜啼可作法術斷之其軀啼者由腹中痛甚兒身軀脹氣感而啼也又有胎寒而啼者此兒在胎時已受病也其狀腸胃虚冷不消乳哺腹脹下痢

顏色青白而時或啼叫是也

瘖

經云舌者音聲之機也喉者音聲之關也小兒卒然無音者乃寒氣客于會厭則厭不能發發不能下致其門闔不制故無音也若咽喉音聲如故而舌不能轉運言語則為舌瘖此乃風冷之邪客于脾之絡或中于舌下廉泉穴所致也蓋舌乃心之苗心發聲為言風邪阻塞經絡故舌不能轉運也若舌本不能轉運言語而喉中聲嘶者則為喉瘖此亦為風冷所客使氣道不通故聲不能發而[illegible]無音也然或風痰阻塞或因心經氣虛或因脾之脉絡受風或因

風痰滯于脾絡或因脾氣不足或胃中清氣不升皆足以致瘖大抵此症亦有禀父腎氣不足不能言者有乳母五志之火遺兒薰閉清道不能言者或兒病津液耗損會厭乾涸不能言者或腎氣不充虛火上炎傷肺不能言者有驚風沖風不能言者

卒失音

巢氏云候嚨者氣之道路喉厭者聲音之門戶有暴寒氣客于喉厭即不能發聲故卒然失音也不能語者語聲不出非牙關噤也

鼻

小兒肺氣通于鼻氣為陽若氣受風寒停滯鼻間則成鼻塞氣寒

使津液不收則多涕若冷氣久不散濃涕結聚使鼻不聞香臭則成齆鼻若挾熱則鼻乾皆妨害乳食

鼻流清涕

肺氣通于鼻若其藏為風冷所傷冷隨氣乘于鼻故使液涕不收也夫津液涕唾得熱則乾燥得冷則流溢也

鼻乾無涕

小兒肺臟壅滯有積熱上攻于腦則令腦熱也又肺氣通于鼻主于涕若其臟有熱則精液乾燥故無涕也

鼻有息肉

凡人性〻鼻中肉寒眠食皆不快利得鼻中出息而俗方亦多而用之皆無成効惟見本草云雄黄主鼻中息肉此言不虚但時不知用雄黄之法醫者生用故致困斃

龜胸

此候因風痰停飲聚積心胸再感風熱肺為五臟華蓋居于膈上水氣泛溢則肺為之日久凝而為痰停滯心胸兼以風熱内發其外症唇紅而赤咳嗽喘促致胸骨高如覆掌名曰龜胸治宜寬氣化痰利膈以除肺經痰飲先用五苓散和寬氣飲入姜汁葱湯調服次清肺飲雄黄散碧玉丸如意膏為治若投前藥愈而復作傳

變目睛直視痰涎上壅兼以發搐則難治矣

龜背

坐兒稍早為客風稍吹脊風氣達髓使背高如龜雖有藥方多成痼疾以灸法為要此二症多因小兒元氣未充腠理不密風邪所乘或痰飲欝結風熱交攻而致法當調補血氣為主而以清熱消佐之

脫肛

肺與大腸為表裏肛者大腸之門肺实熱則閉結不通肺虛寒則腸頭出露此因吐瀉脾氣虛肺無所養故大腸之氣虛脫而下陷

也用補益氣湯或四君子為主若脫出緋赤或作痛者血虛而有熱也用補中益氣湯佐以四物牡丹皮微者或作痛者氣虛而有熱也佐以四君牡丹皮大凡手足指熱者屬胃氣熱手足指寒者屬胃氣寒

肛痒

小兒肛痒或嗜甘肥大腸濕熱壅滯或濕毒生虫而蝕肛門若因濕熱壅滯用四味肥兒丸痢大便秘結者用清涼飲若熱虫蝕入肛門先用化䘌丸後用四味肥兒丸外以雄黃散納肛內若因病不食虫無所養而食臟食肛者其齒齦無色舌上盡白四肢倦怠其

上唇内有瘡吐血如粟心内懊憹此虫在上食臟若下唇忽有瘡此虫在下蝕肛門若蝕肛透内者不治諸虫在上半月頭向上可用藥追之望後頭向下令患者聞烹食香味虫頭即向上然後用藥追之

十

腎

腎主虛無実也惟瘡疹腎実則黑陷　兒本虛怯由成胎氣不成則神不足目中白睛多其顱則解囟開面色㿠白此皆難養縱長不過八八之數若婬色慾不及四旬而亡或有因病而致腎虛者非也又腎氣不足則下竄蓋骨重惟欲墜下而身縮也腎者陰也腎虛則畏明皆宜補腎地黄丸主之

解顱顖陷顖填總論

小兒有解顱候有顖不合候有顖陷候此三者大同而小異也解顱者謂小兒年長顖應合而不合頭顱開解也腎主骨髓而腦爲髓海腎氣不成則髓海不足故骨縫開解也其顖不合與顖陷維因臟腑有熱熱氣上衝致顖或不合或陷然亦本于腎氣不足也

解顱 顖不合

解顱者頭大頭縫不合如開解故曰解顱此由腎氣不成故也凡得此者不過千日其間亦有數歲者乃廢人也人之無腦髓如木無根古人雖有良方吾所以不録者勞而無功也亦不可束手待

斃宜依錢氏六味地黄丸補腎萬一有可生之理

顖陷

小兒臟腑有熱渴引水漿致成洩利久則血氣虚弱不能上充腦髓故顖陷如坑不能平滿也有後枕陷者其症尤重治法以顖陷藥同不効亦為難療此大虚極百無一治耳

顖填

顖填顖門腫起也脾主肌肉乳哺不常飢飽無度或寒或熱乘于脾家致使臟腑不調其氣上衝為之填脹顖突而高如物堆起者汗出毛髮黄而短是也若寒氣上衝則牢鞕熱氣上卽柔軟人

兒脇下有積者咳且啼而氣上逆者喘甚久其氣未定因而亂之者肝氣盛風熱上衝者皆能令顖填當一一審其因而治之寒者溫之熱者涼之氣上逆者和而解之肝氣盛者瀉青爲主熱症甚多大連翹湯表多柴胡散虛者以補中益氣湯送下地黃丸神而明之存乎其人言不盡意

行遲

凡兒生至周歲三百六十日膝骨成乃能行近世小兒父母多因氣血虛弱故令胎氣不强骨氣軟弱筋脉無力不能行步麝茸丹主之曾經大効

齒遲

齒者骨之所終而髓之所養也小兒稟受腎氣不足不能上榮而髓虛不能充于骨人安得及齒故齒久不生也地黃丸主之

髮遲

足少陰為腎之經其華在髮小兒有稟性少陰之血氣不足即髮疎薄不生亦有因頭瘡血禿落不生也皆由傷損其血〻氣損少不能榮于髮也

髮黃

足少陰腎經其血氣華于髮若血氣不足則不能潤悅于髮故髮

黄也　錢氏曰小兒長大不行〻則脚細齒久不生〻則不固髮久不生〻則不黑皆屬氣血也宜大剂補之

耳

耳者心腎之竅肝胆之縣也心腎主内症精血不足肝胆主外症風熱有餘或聾聵或虛鳴者稟賦薄也或脹痛或膿痒者邪氣客也

五軟

五軟者頭軟項軟手軟脚軟口軟肌肉軟是也無故不舉頭頸瘡之病項麻軟而難收治雖暫瘥他年必再發手軟則手垂四肢無力亦懶擡眉若得声圓還進飲食乃慢脾風候也尚堪醫治肌肉軟則肉

少皮寬自離吃食不長肌肉可服錢氏橘連丸莫教瀉利頻併却難治療脚輭若五歲兒不能行長大自然肌肉充滿口輭則虛舌出口陽盛更須隄防必須治膈却無妨唇青氣喘則難調治也

五輭

五輭者仰頭取氣難以動搖氣壅作痛連于胸膈手脚心冷而輭此陽氣不榮于四末也經曰脾主四肢又曰脾主諸陰今手足輭而硬者獨陰無陽也故難治若肚筋青急者木乘土位也急用六君子湯以復其真氣若係風邪當發驚治之此症從肝脾二臟受患當補脾平肝仍發急慢驚風門治之

瘧

小兒瘧疾多與大人同以出汗爲瘥又視其病食病痰以意消之大抵多是食失節滯之須以清導爲先可也　内經瘧論瘧皆生于風而發作有時何也岐伯曰夏傷于暑秋必病瘧謂腠理開而汗出遇風或滯于澡浴水氣舍于皮膚因衛氣不守邪氣併居其疾始作伸欠寒慄腰背俱痛骨節煩疼寒去則内外皆熱頭疼而渴乃陰陽二氣交争虚實更作而然陰氣獨盛則陽虚故先寒戰慄腰背頭項骨節皆痛陽氣獨勝則陰虚故先熱發時不嗜食善嘔頭痛腰疼小便不利陰盛陽虚則内外皆寒陽盛陰虚則内外俱熱先此

外感六淫或内傷七情蘊積痰飲病氣與衛氣並居故病或作衛氣晝行于陽夜行于陰得陽而出得陰而内薄内薄于藏病氣深入不能與衛氣俱出則間日而作當衛氣所至病氣所在則發在陽則熱在陰則寒經曰亢則害極乃反俟陰陽則衰衛氣與病氣相離則病休陰陽相搏衛氣與病氣再集則病復各隨其衛氣之所在與所中邪氣相合而然也先寒後熱者先傷寒而後傷風名曰寒瘧先熱後寒者先傷風而後傷寒名曰溫瘧但寒不熱者名曰牝瘧蓋瘧之為病為症非一感有未制隨其陰虛實但熱受寒者名曰癉瘧身重寒熱骨節痛腹脹滿自汗善嘔名曰濕瘧但

寒不熱者名曰牝瘧蓋瘧之為病為症非一故處方之制隨其陰陽虛实脉病症治汗吐下温對症施治以平為期然百病中人尤因其正氣之虛感受邪氣留而不去其病為实自表傳裏先汗後下古今不易故治瘧之法必須先表用百解散驚水姜葱煎次投小柴胡湯往來寒熱加桂水姜枣煎服以和解表裏之邪自然作効

瘧脉自弦

虎口紋形

流珠形　此形只一點紅色○

主飲食所傷内熱欲吐或腸鳴自痢燥煩啼哭用助胃膏消飲食分陰陽若食消而病仍傳用香砂助胃膏以補胃脾

環珠形　此形比流珠形差大○

主脾虛停食胸膈脹滿煩渴發熱用五味異功散加山查枳實健脾消食後用六君湯調養中氣

長珠形　此形圓長○

主脾傷飲食積滯肚腹作痛寒熱不食先用大安丸消其積滯次

以異功散健其脾氣

来蛇形　此形一頭大一頭尖的

主脾胃濕熱中脘不利乾嘔不食此症邪內作先用四味肥兒丸

治痞後用四君子湯補脾

去蛇形　此形大頭朝上尖頭朝下的

主脾虛食積吐瀉煩渴氣短喘急不食困睡先用六君子湯消食加枳實

健脾次以七味白朮散調胃虛

弓反裏形　此形如弓向裏為順之

主感冒寒邪哽氣出氣驚悸倦怠四肢稍冷小便赤色咳嗽吐涎

先用惺惺散助胃氣若外邪既解而驚悸指冷脾氣受傷也宜用七味白术散補之若悶乱氣粗喘促哽氣者難治脾虛甚故也

弓反外形　此形亦如弓向外反逆逆主痰熱心神恍惚夾食夾驚風癇痰盛先以天麻防風丸祛邪又用五味異功散調中氣

鎗形　此形直上主風熱生痰發搐先用抱龍丸如未應用牛黃清心丸若傳于脾脾肺或過用風痰之藥而見一切諸症者專調補補脾丸

魚骨形　此形分開　脾

主驚痰發熱先用抱龍丸如未應屬肝火實熱少用益清丸以清肝即用六味丸以補肝或發熱少食或痰盛發搐乃肝木尅脾土用六君子湯加柴胡補脾土以制肝木

水字形 此形即三脉並行

主驚風食積胸膈煩躁頂悶少食或夜啼痰盛口禁搐搦此脾胃虛弱飲食積滯而木尅土也先用大安丸消導飲食次以六君子鈎藤鈎補中清肝若已服消食化痰等劑而病不愈者用四君柴胡升麻鈎藤鈎升補脾氣平制肝木

鍼形 此形即過風關一二粒米許

主心肝熱極生風驚悸煩悶困倦不食痰涎搐搦先用抱龍丸祛風化痰次用六君子加鈎藤鈎平肝实脾

透關射指形　此形透指命脈曲裏

主驚風痰熱聚于胸膈乃脾肺虧損痰邪乘聚先用牛黄清心丸清脾肺化痰涎次用六君子湯加桔梗山藥補脾土益肺金

透關射甲形　此形命脈向外

主驚風肝木尅制脾土之敗症急用六君子湯加木香鈎藤鈎官桂温補脾土未應即加附子以回陽氣多有得生者

足冷腹脹糞青色吐乳眼珠面青白更兼脉細與沉微一毫涼药
不可食足熱腮紅大便秘口渴便赤上氣急更兼脉緊與洪數一
毫熱藥不可服

唇

凡小兒唇白主吐涎嘔逆吐血便血唇紅渴飲煩燥如久渴瀉唇紅者是虛症也不可用凉藥唇黃主脾受積後發腫唇口紫反吐涎者主虫痛不吐涎者是積痛唇口四畔黃如橘主口臭乃脾之積熱也唇青主血虛脾寒為冷所秉蓋唇主脾土木来尅土如脾弱不能食也

舌

凡小兒舌乾舌白舌燥舌胎舌黃舌赤腫皆主大便不通或通利次焦黃如舌裂舌上芒刺舌上赤血皆熱極陽毒也舌上生瘡

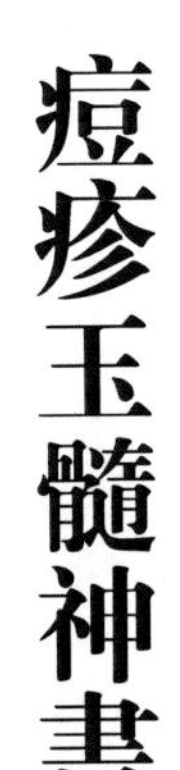

痘疹玉髓神書一卷

不著撰者

清抄本

痘疹玉髓神書一卷

本書爲中醫兒科痘疹專著。不著撰者。封面題『痘疹玉髓人像』，卷首題『痘疹玉髓神書』，經與《痘疹玉髓金鏡録》和《毓麟芝室痘疹玉髓金鏡》比對，内容不同。此書大致包括心經、肝經、脾經、肺經、腎經、五經痘位及痘之形圖等内容，按痘位和痘之形圖闡述。全書圖文并茂，直指痘源病機，但未出治方。

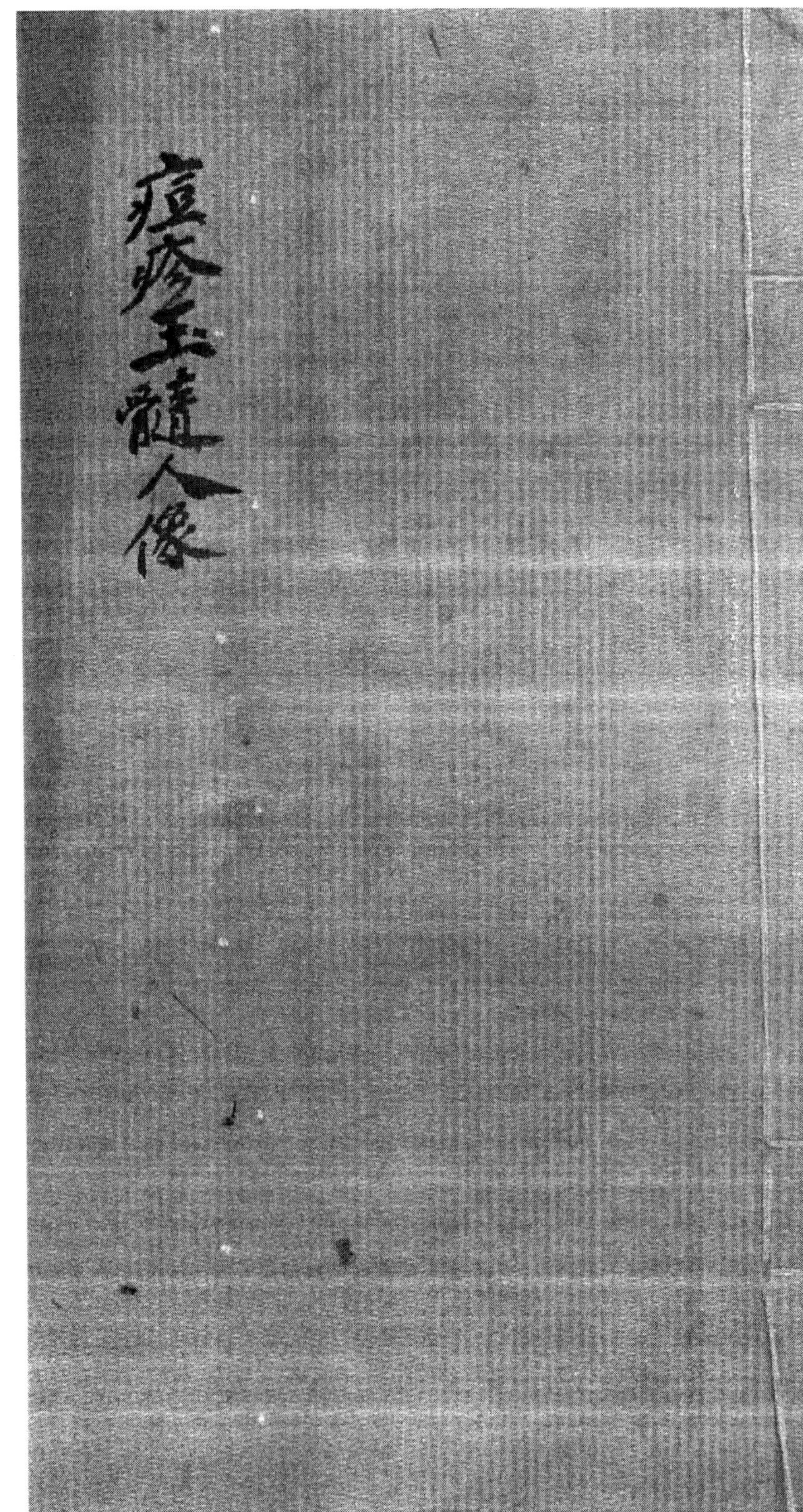
痘疹玉髓人像

痘疹玉髓神書　十一

心經痘位

自天中至眉心左右兩顴人中上下唇軒皆心經之分位　寄察之地名為赤帝之門胸堂方寸為炎車之門　兩顴兩乳阜名為心之四欄心臟屬火時發驚悸其色赤發而為斑其形小心痘初出臉紅乃心火本色形熱毒有七分之痘四足多肚腹小主心口有[illegible]其七粒小便黃大便黑此痘宜清涼解毒

經曰手少陰心屬火賴肝水以生肝水枯則心絕　肝乃心之母母絕則子枯外症面黑目赤狂言妄語身心悶熱如心火離散壬癸日死

天庭之下方廣之間名為窿膺心之上輔痘如不起其囊多空[illegible]防

作痒抓脫必玄痘如白色其囊清水謹防破損破則必致傷命胸膛之旁兩乳内側心之中輔名為玄明痘如黑沉熱毒熾盛速宜解散

兩顴痘青而兼白色乃因虛寒至八日作瀉九日吐蛔速安胃氣若不急治十有九死兩顴痘如芝蔴紅小至五日必發斑急宜解斑如不速治至九日子丑二時变寒戰而死

心疔亦色必生於顴鼻胸乳間　心斑必發於方廣顴鼻　心火兩臉俱焦　心痒先于顴鼻四肢必平塌陷伏　心泡亦發于兩顴其色赤而光䁂　心丹注于腮臉赤如塗硃防其舌疔宜清心解火

心經痘之形圖

方廣崇高空片　方廣心之所經峻陽之位天庭高聳之處是也此一片宜空隙不宜先標若痘先標於此則陽毒峻於上是凶兆也宜清毒化熱不宜溫補補則又變為焦紫必凶

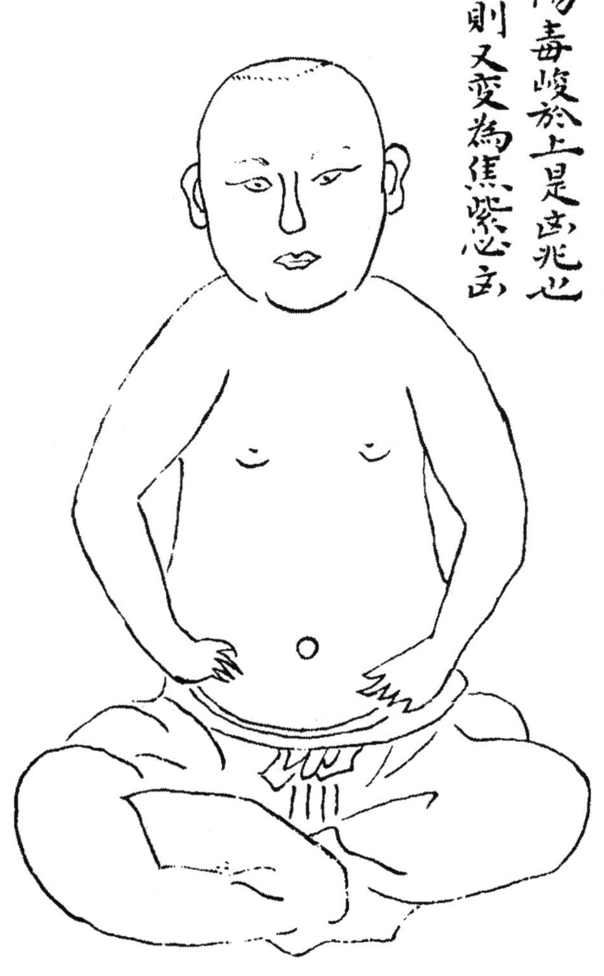

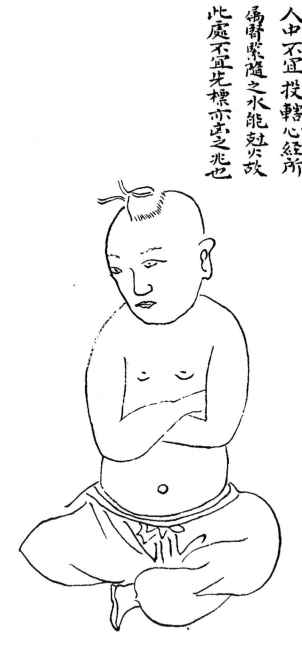

人中不宜投轄心經所
偽腎緊隨之水能尅火故
此處不宜先標亦㐫之兆也

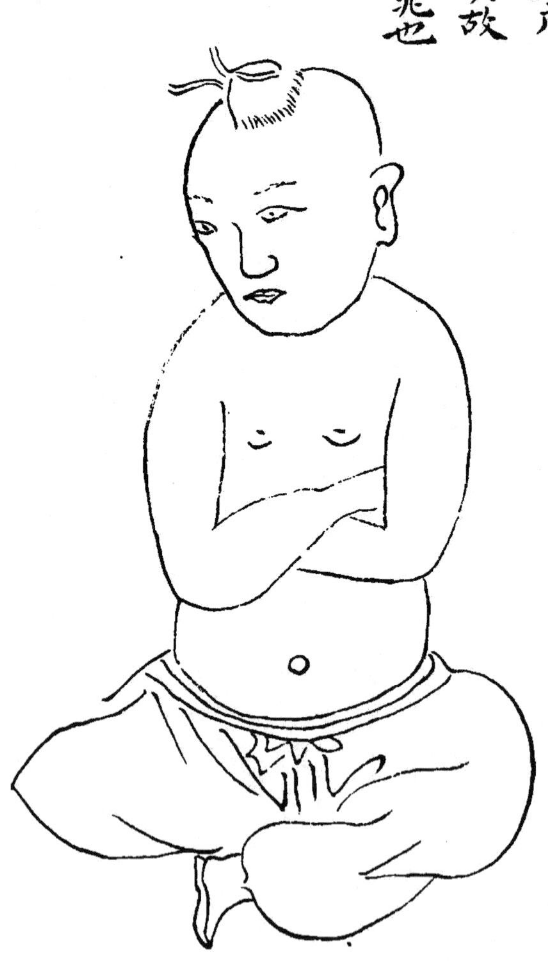

挂彩鋪於顴鼻　凶顴鼻心經之所屬也如希朗紅活者吉細密焦紫者凶痘先標於此宜詳慎焉

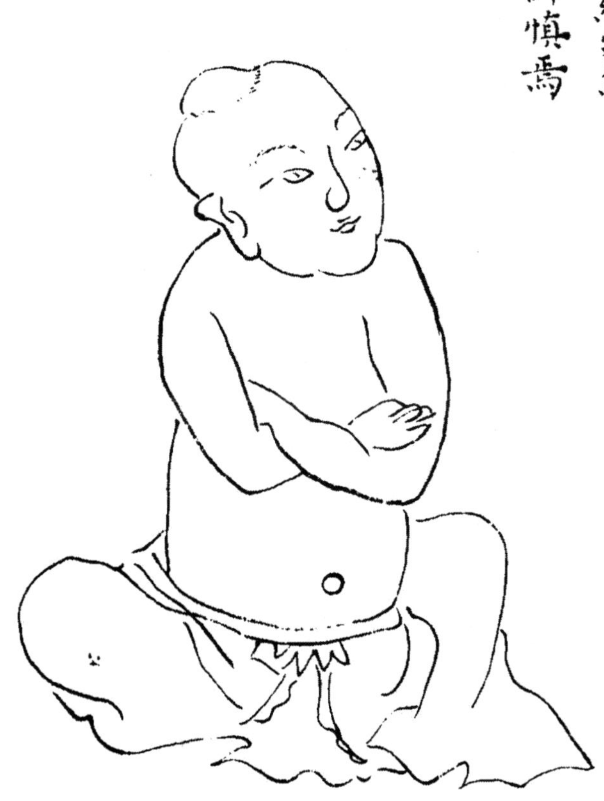

天庭高位莫令干將蹲踞　天庭乃位之崇高處若痘先標於此是陽毒峻上為干將尅殺之鋒大尅之兆也如焦紫者必危治宜速解熱清毒庶可回生慎之々々

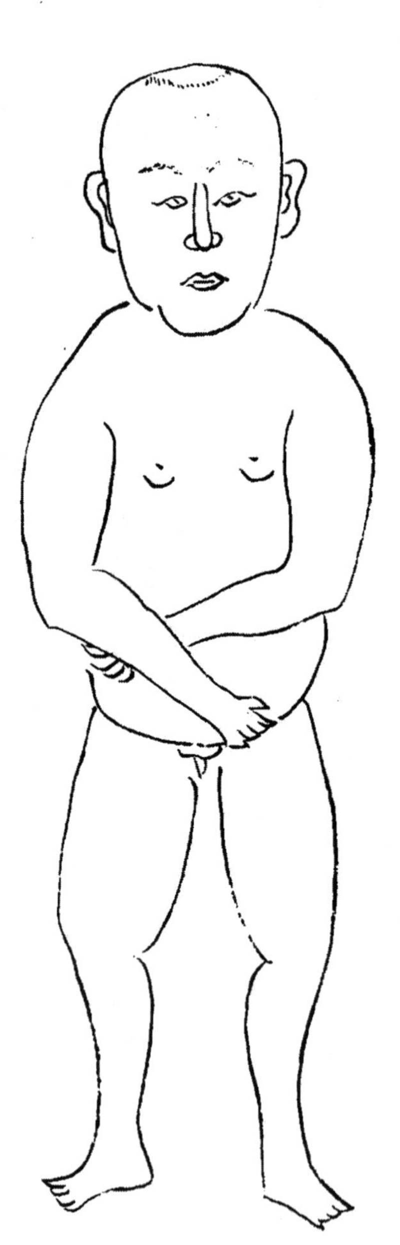

怕唇軒之稄粒　上唇穴中名唇軒
屬於心而怕於腎若痘先標於此
則水火相犯故忌之也

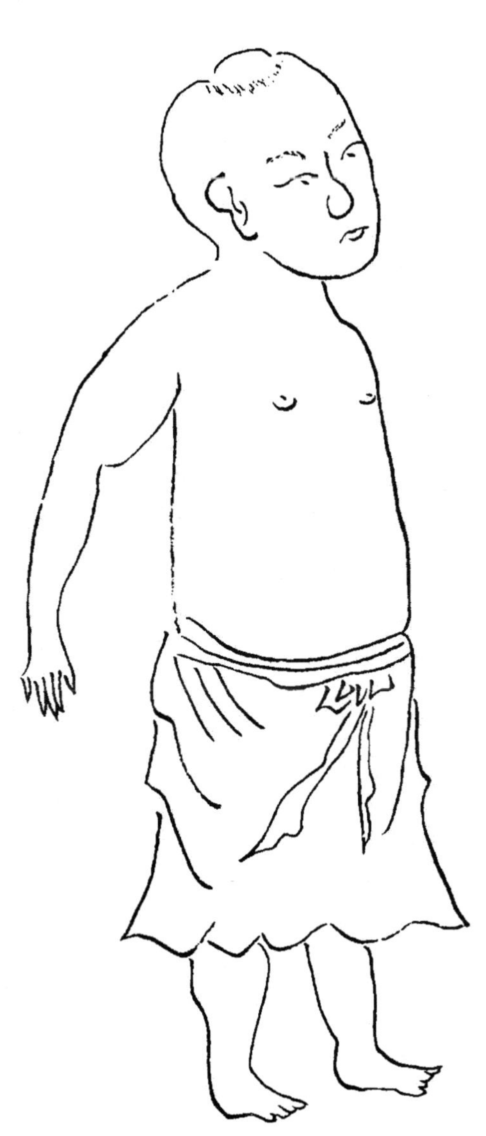

要識臬紅單錦还微胸口纏硃

痘先形於顴頰乃犯心肝二經臬紅單錦其色必帶焦紫必當微驗胸口纏輳硃紅胸口乃心經之殺門也速宜解心火散热毒以治之遲則必危矣

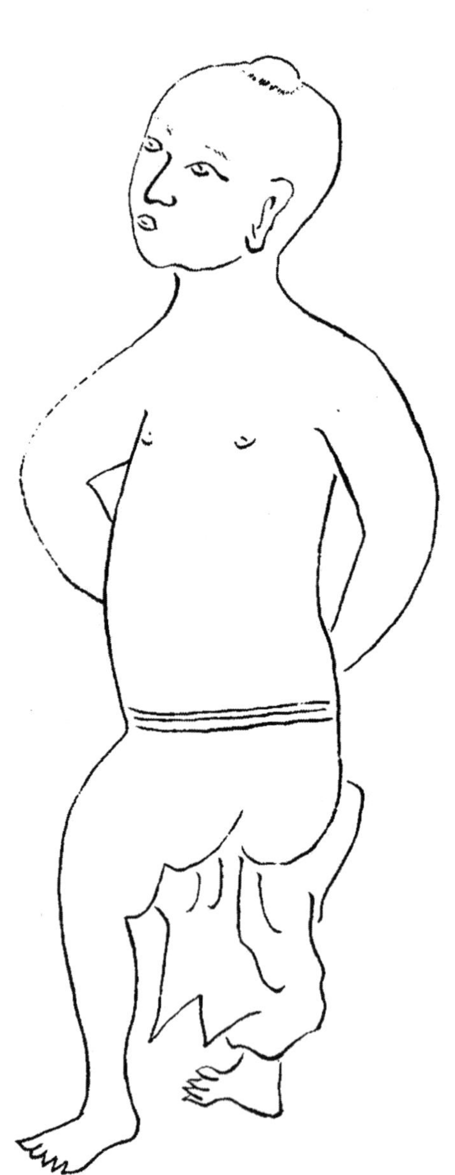

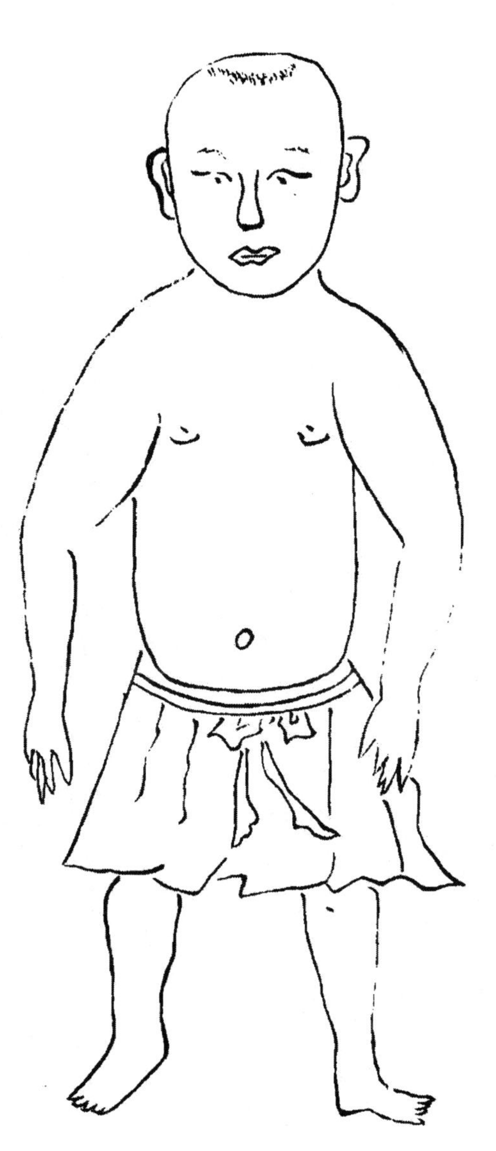

顴臉遊癍兮慮痘入於焦皮　痘形於此六七連串名為遊癍則知熱毒冲心而傳肝之候痘必入於焦皮而焦紫枯乾矣速解熱毒涼心血甚可慮也

眉心宜廣廓一片雲遮歸冥路　眉心乃心經之達道命臬之所關、宜廣廓而不宜窄布若痘如螧窩連搭九日必死如布朗畧帶焦紫速宜解毒十治四五

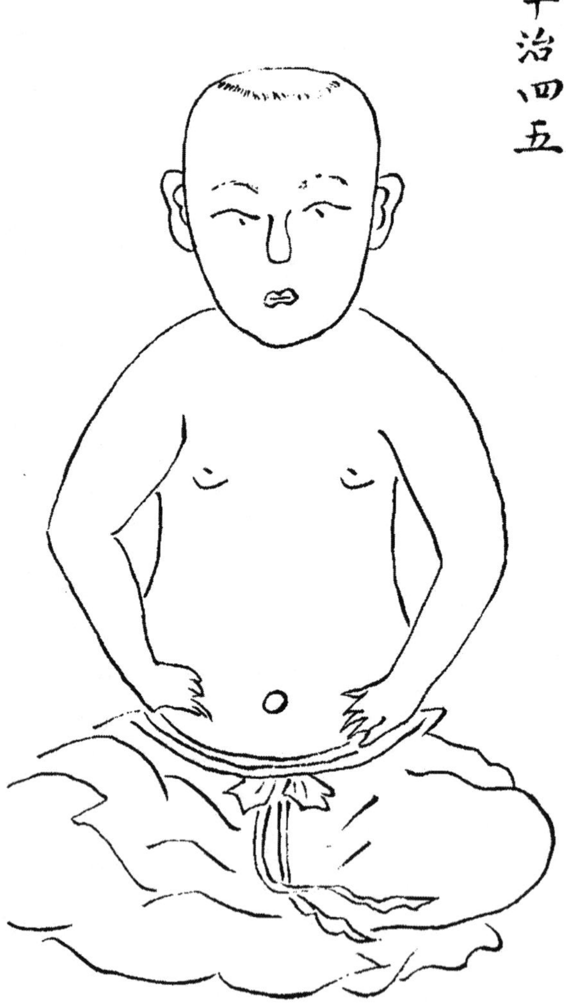

歘逐捲簾速察赤帝之通衢　舌根生疔則舌必上捲名捲簾疔此梟毒轃於心而胸阜顴峰而脇為心經赤帝之通衢也急宜察此處而治之遲則飲食不下命必危亡

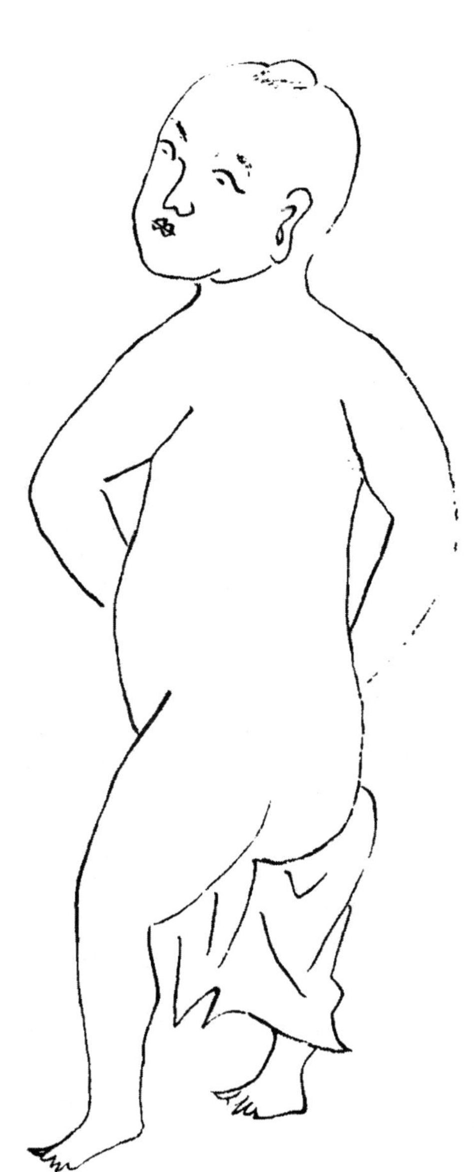

諳宛燕窩應明少陽之拂拒　兩腋生疔則兩手俯垂名為燕窩疔從鼻炎而發必毒犯少陰心經水火不能相濟火盛水涸而拂拒也

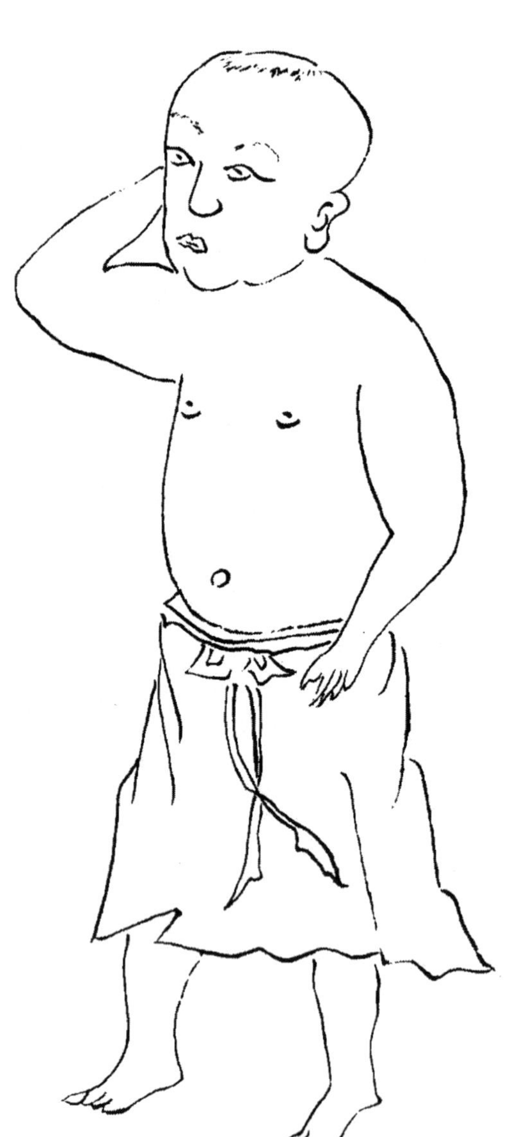

乳盤交疊應知煩燥捲床飛　兩乳盤心經之發閃痘形交相疊壘連塊則知熱毒犯於心煩燥不寧而捲床飛也速宜解毒

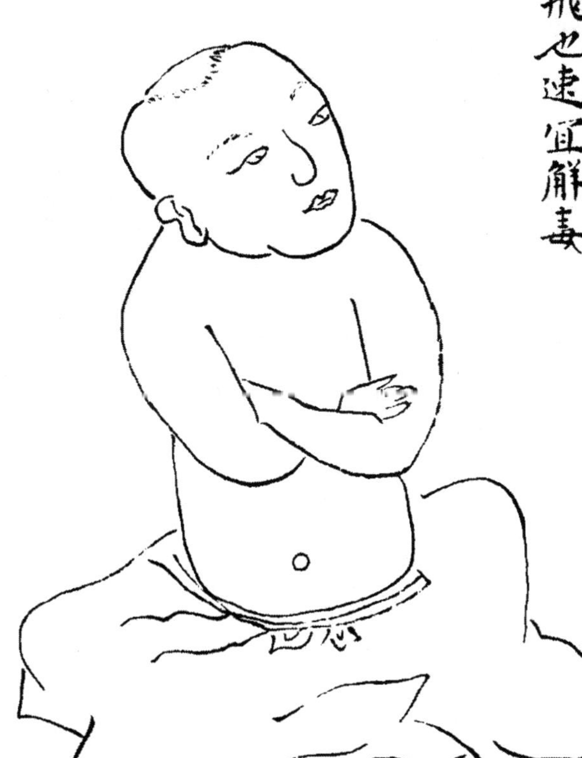

一〇齁〇冲〇心〇氣〇必〇至〇於呵欠　胸膛乃心之軸，痘先形於此，心火炎灼，而肺金受傷，氣必至于呵欠，不能暢達舒快也。

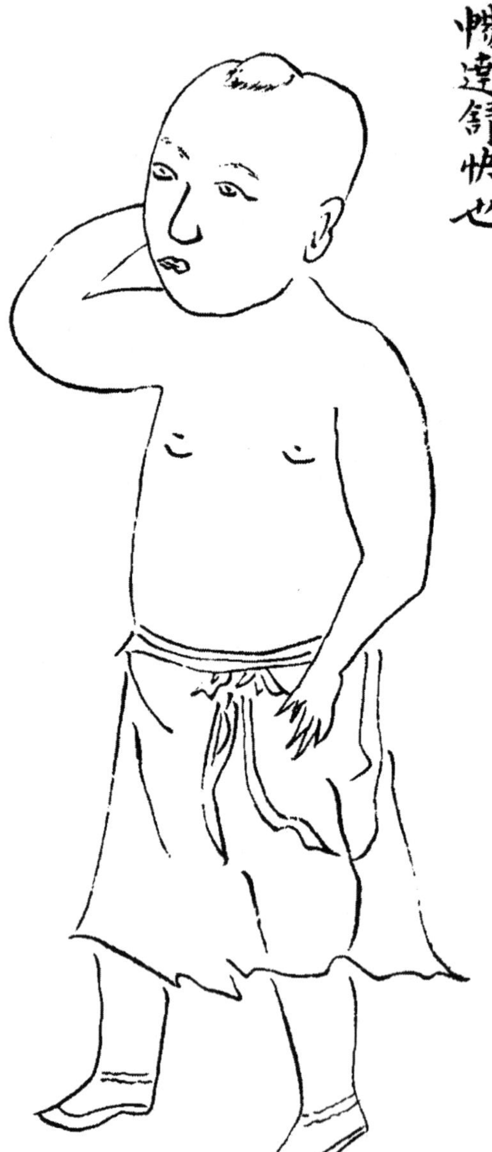

臉如嵌珠自知下部痘紅　顴臉乃心經之分位痘若凸峻肥明如珠之鑲嵌則知五經皆順天元充溢而下部之痘皆如痘花色紅活美麗不藥自愈

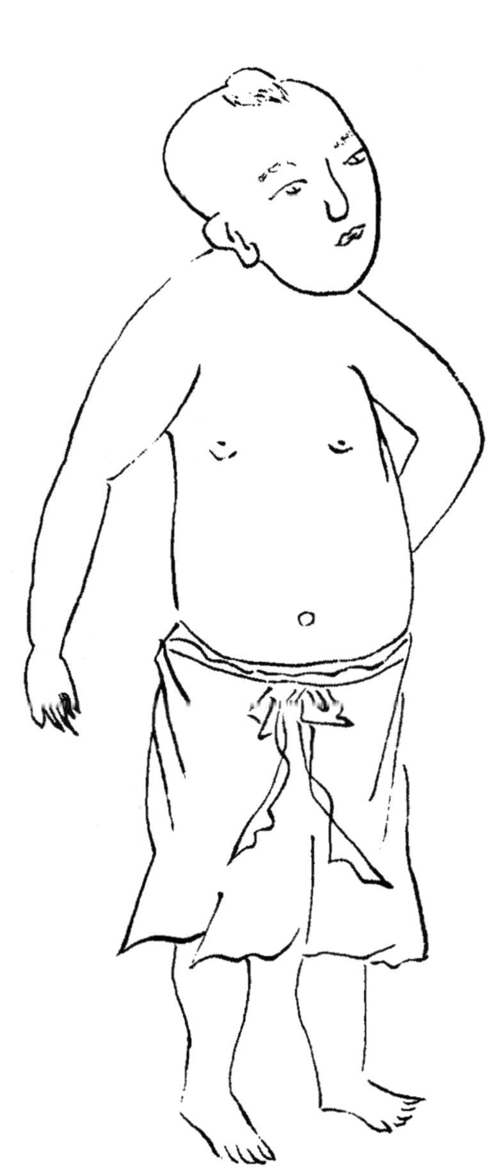

未三日兩顴骨有黄囊誠為芝生巳位　兩顴屬心經南方丙丁之火巳位也痘三四日之際而兩顴阜凸峻澄漿有膿黄囊如灵芝之生於巳位乃禎祥之佳兆也

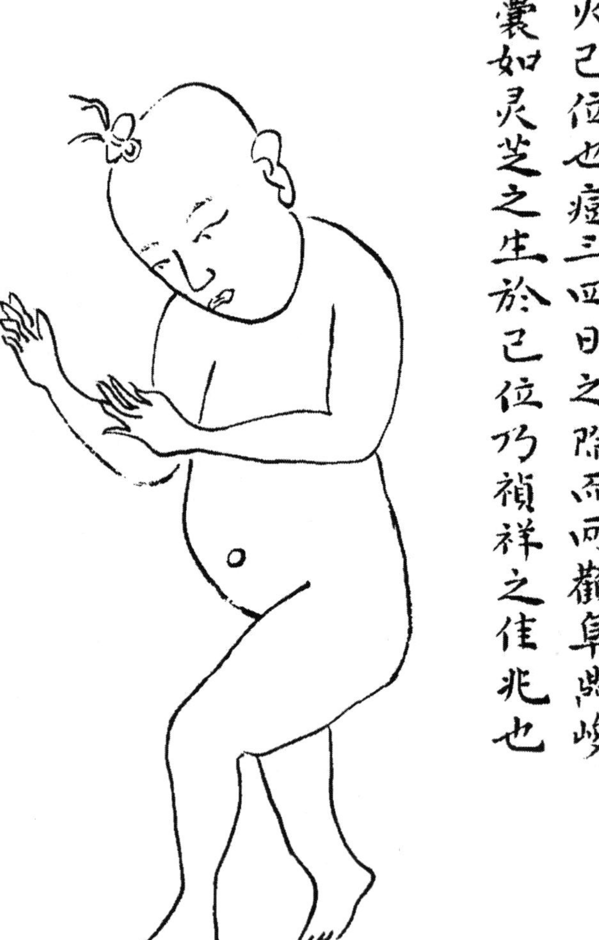

舌根生虵速宜医裡求丹　痘五日辰舌上生疔其毒如虵蛇之势即前捲簾是也命在旦夕故急医裏求丹稍遲則必死

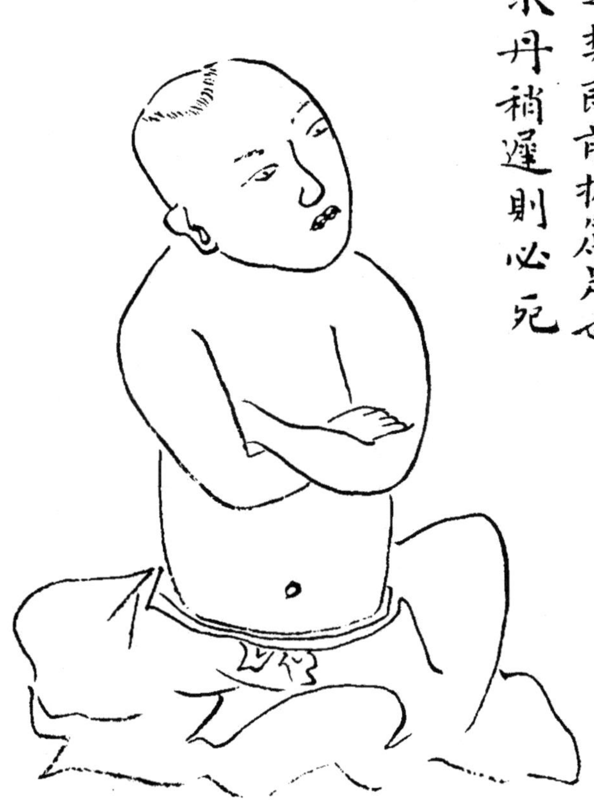

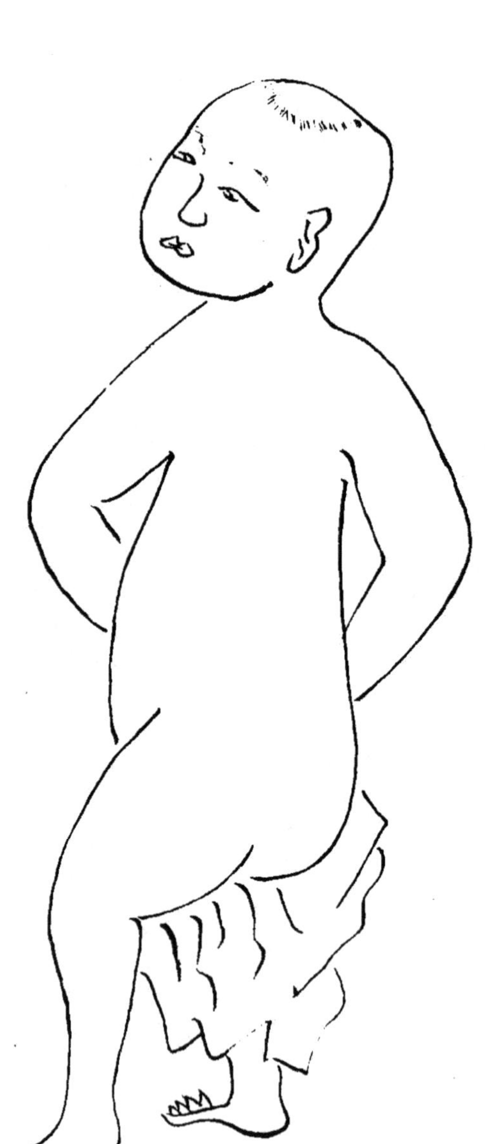

一騎當先萬馬脊力　若痘擦見一粒呈形不時刻而遂遍身擁脊是爲一騎當先萬馬脊力乃心火熱毒太盛也

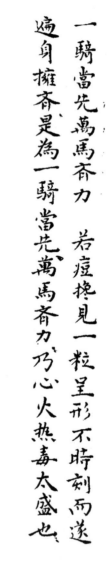

開花落徑全枝失色　若痘至六七朝而兩顴搓塌或破損則是片花落徑矣知身上之痘必至於灰陷爬脫而无元氣以滋養豈不為之全枝失色乎

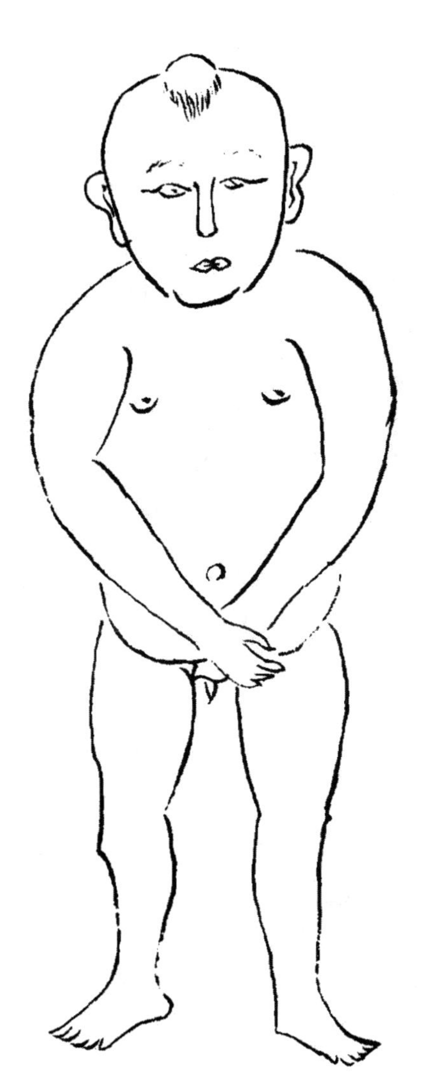

望穹窿以建位兮陽先馳　天庭方
廣、名為穹窿、症注於此、是阳氣先馳
梟炎太盛須防焦、紫、疔斑之患

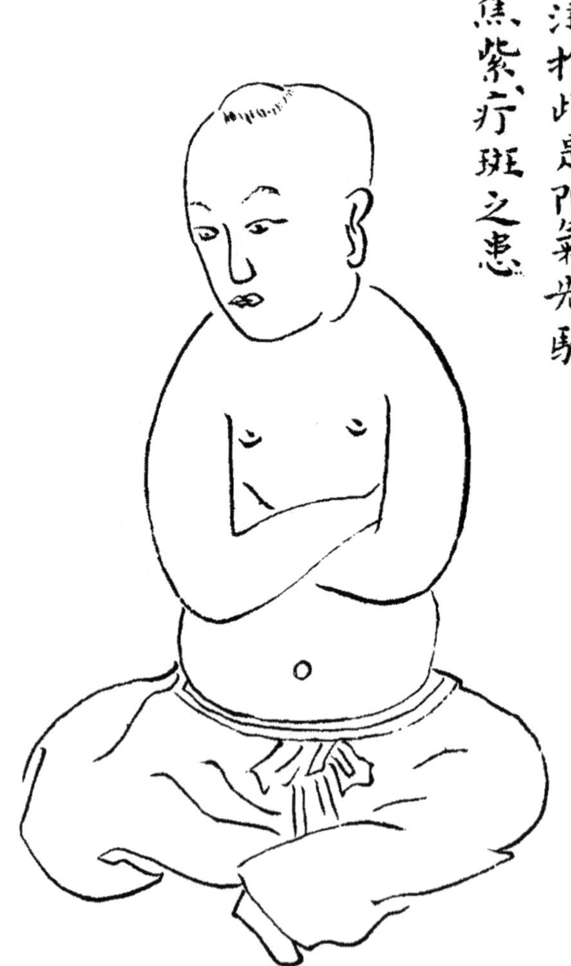

發紫萍於額鼻知赤帝之反側　兩額鼻心之經也
痘出于此如焦紫貼肉如水蕩紫萍以貼岸則知心經
犯逆赤帝之門為反側而不安也主多變亂之憂急
須解熱毒以治之

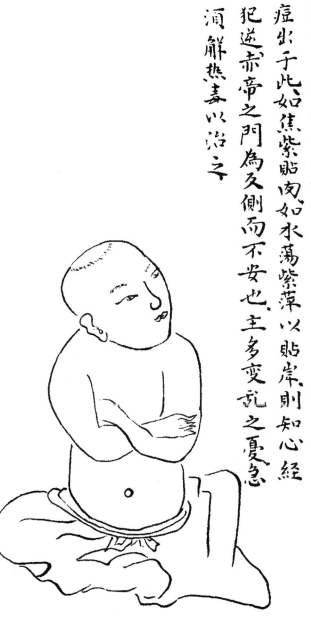

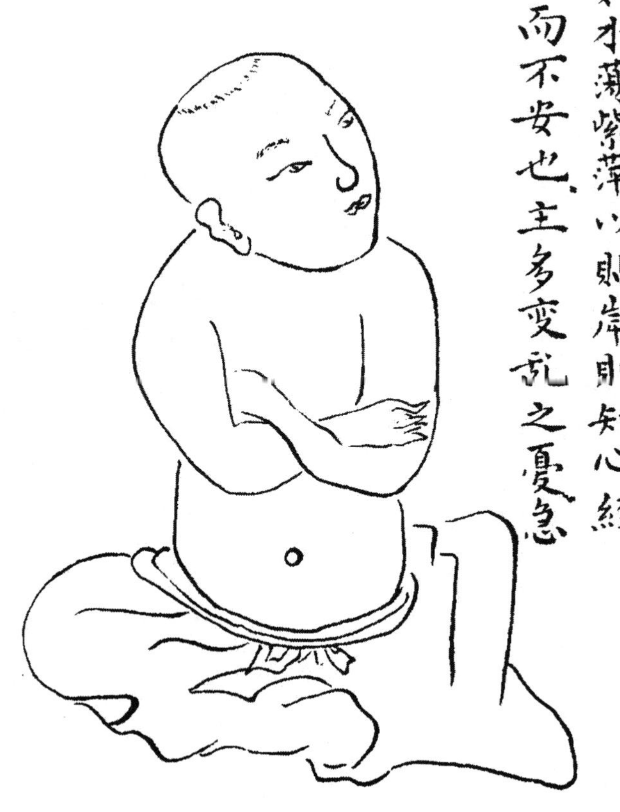

驗風府之星疔逐蚩尤於窴貊　兩肩阜、近頸边為風府、驗此處有鵠疔、必為大害、如蚩尤之作亂、速宜驅逐於窴貊之地不使其侵害可也

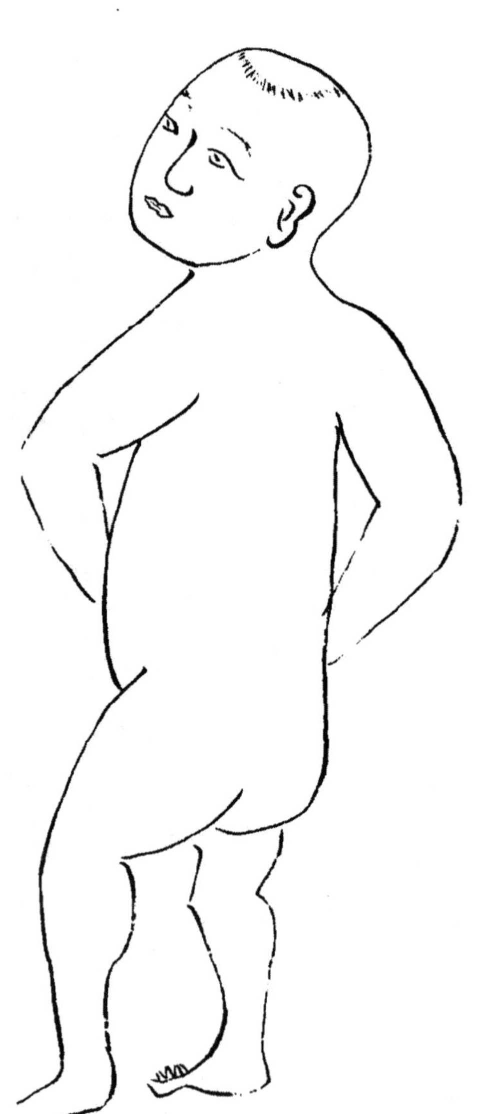

中脘遠避乎蜂螫　中脘乃主命之関此處痘如森列則毒轇於内不能表暴於外如蜂螫之毒所當遠避者也

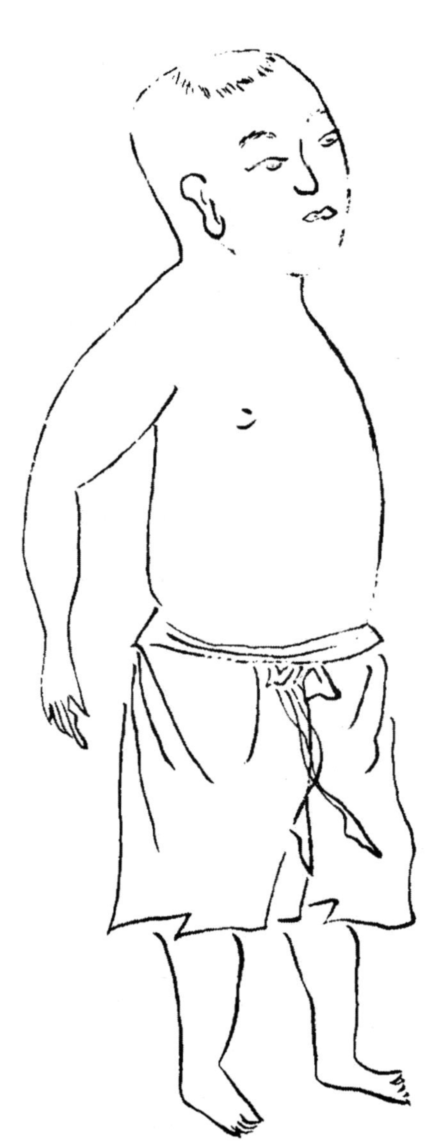

肝經痘位

自左太陽斜掠山林雲麓而眼上下四胞皆肝經之分位　眼下絲竹童子髎名為青陽之門而眼下而肋旁又名肝之四欄肝臟屬木呵欠煩悶其形小發為火泡其色青肝痘初出臉青而光乃肝木本色无事若兼赤白色主七日辰巳時作痒先須服藥以防之如熱不退而色黑紫者後必生斑爛疔腫痱䓁五毒之症

經曰

足厥陽肝屬木賴腎水以生腎水竭則肝絕心乃肝之子舌乃心之苗外症舌青黑而捲目无睛光淚出不止庚辛日死

右腹垂左腹垂痘宜空隙磊落若痘出稠密焦黑五日前謹防疔斑

五日後謹防作痒，俱當詳之。

肝疔紫色，必主於太陽左脇眼泡而層阜。

肝斑發于眼胞，胞層垂。

肝火眼眶俱焦紫色。

肝泡發於眼眶，腫如紫葡萄色，乃肝血銷爍。

肝丹注於眼眶，腫如胡桅，防其損目。治宜清肝祛毒可也。

肝經症之形圖

兩陽地位凴虛　左右太陽乃肝肺二經所經宜于虛空而不宜填實若稀朗紅潤則吉稠密焦紫則凶急宜解毒庶可回生

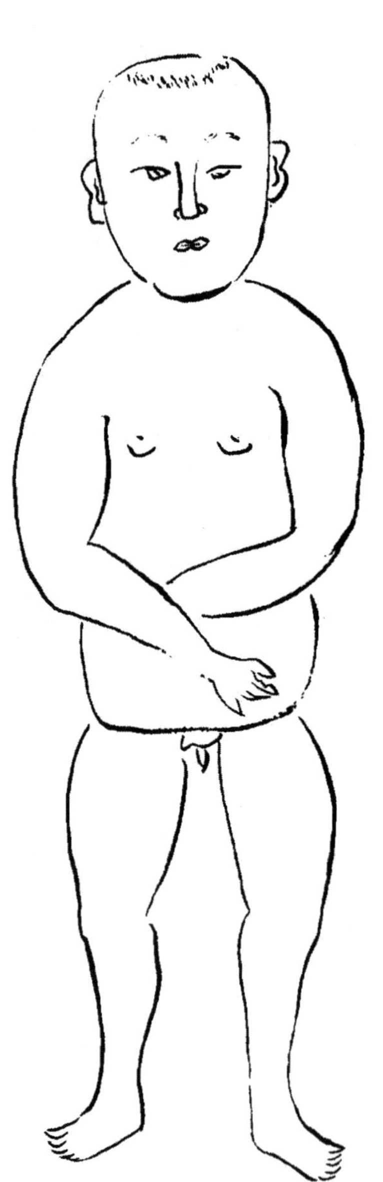

眠膧坐餓盤屍　兩眼眶乃肝經之分位若痘先標于此則爲坐餓盤屍此危急之形也

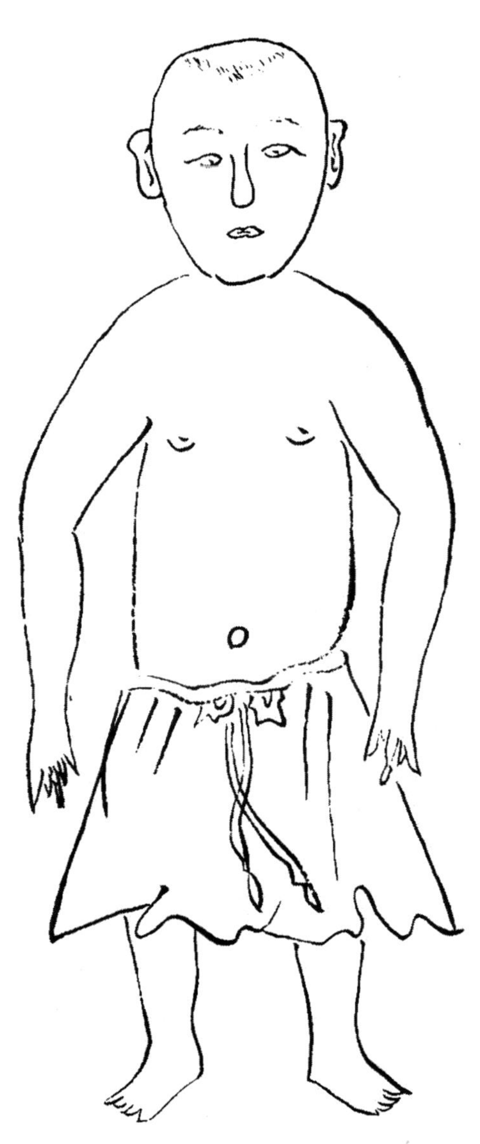

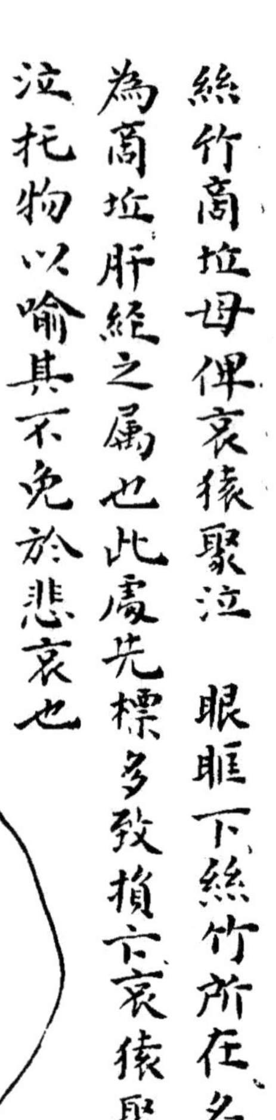

絲竹商垃毋俾哀猿聚泣　眼眶下絲竹所在名為商垃肝經之屬也此處先標多致損亡哀猿聚泣托物以喻其不免於悲哀也

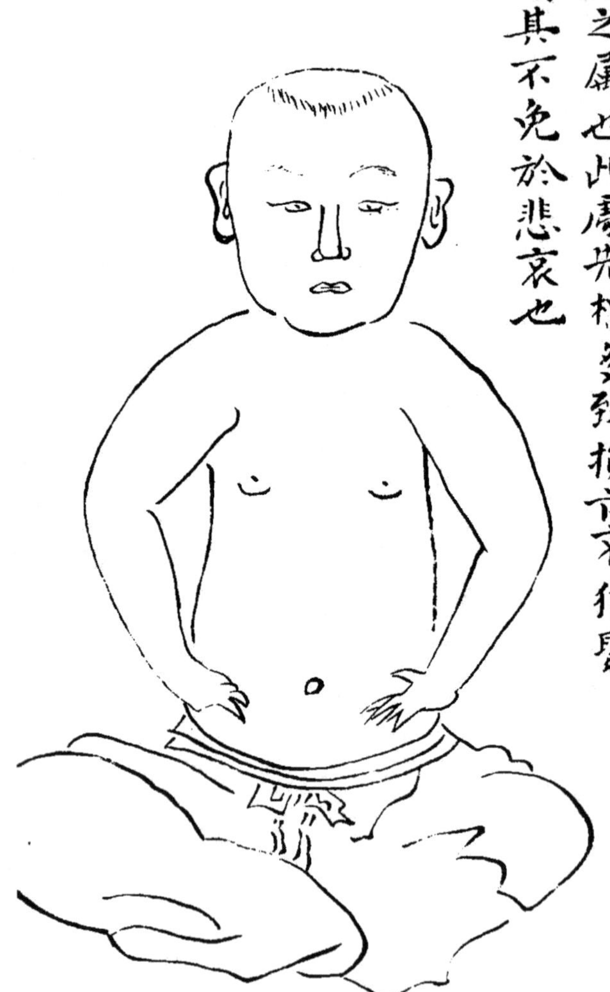

左太陽之繫佩前知鼻衄以遺處　左太陽之
山林豐坵肝經之屬也痘先標此謂之繫佩陽
毒峻爲上形後鼻必衄血以遺紫陷之處也

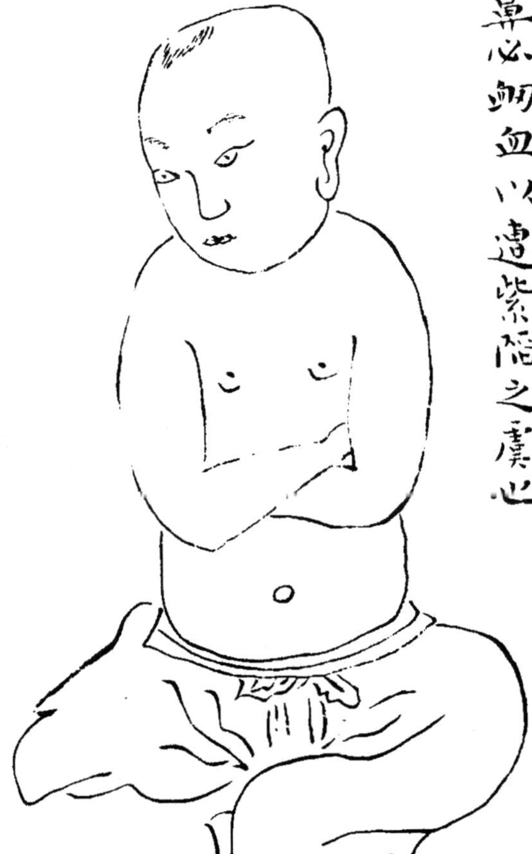

不恭鶴於青苗自乘風而摶激　左太陽髮鬢垂底名為青苗痘出此而紫色則熱毒犯心肝二經風從木起梟炎煽禍怕乘風而摶激也鶴乃惡鳥借以喻之

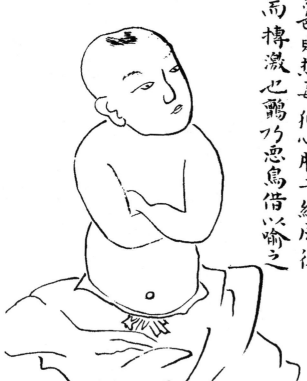

眼流清淚肝家浥　肝主血

患痘時時眼流清淚乃肝血

之滋浥不必憂也

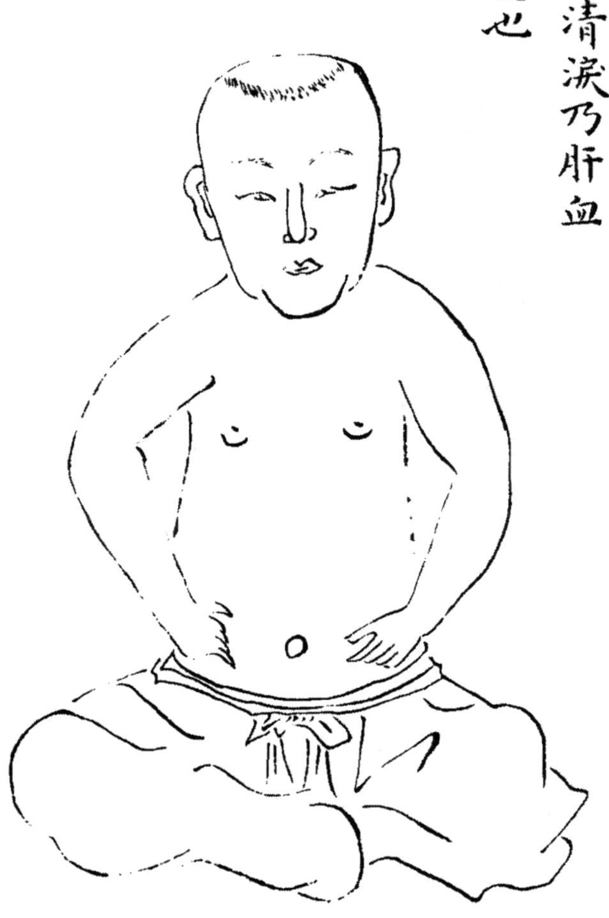

淚堂結椒实四肢鉄葉重〻　而眼下淚堂之地乃肝之經也痘結椒实焦紫則知四肢上下必鉄葉重〻而无患峻紅潤之美危急之兆也速宜治之

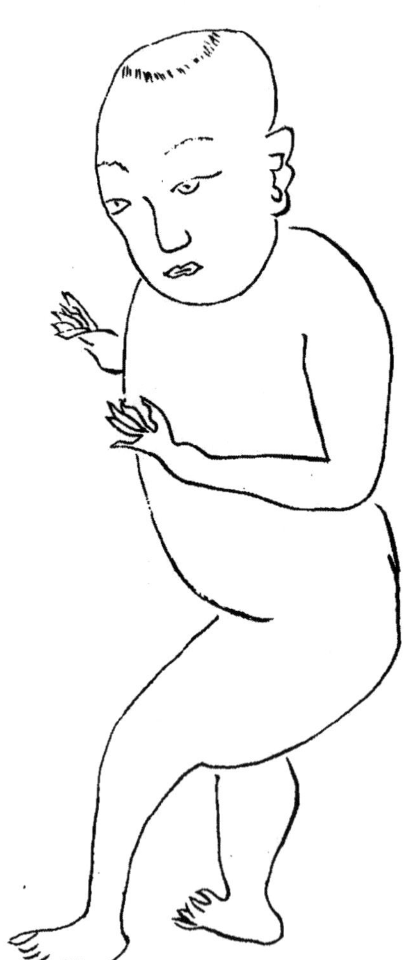

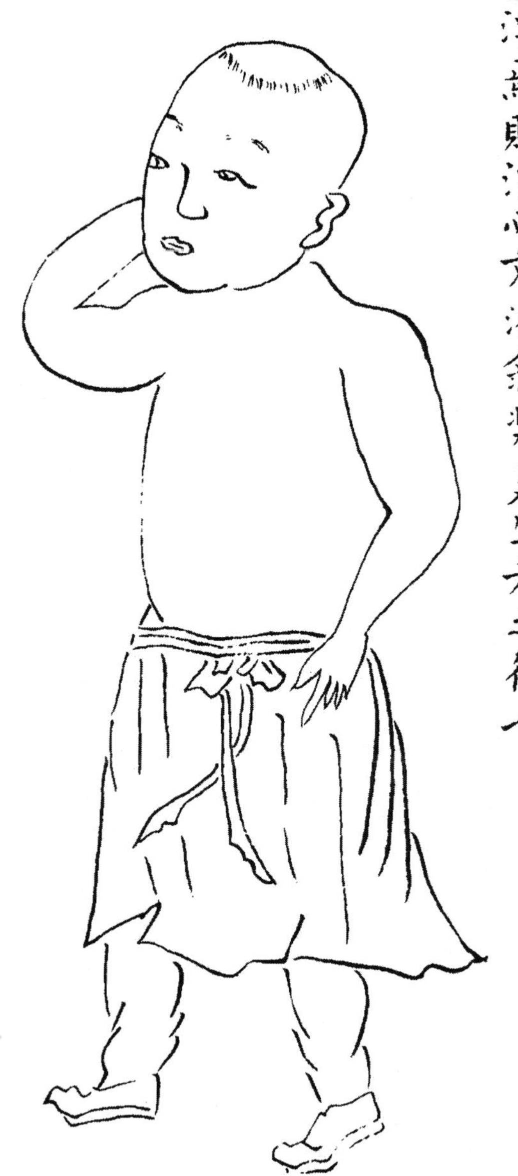

眼胞上浮緑色光生者之徵　兩眼胞青帝之關、肝之所經也、若痘標此處峻肥潤、而緑色浮焉、則後必充灌翕漿是生者之徵也、

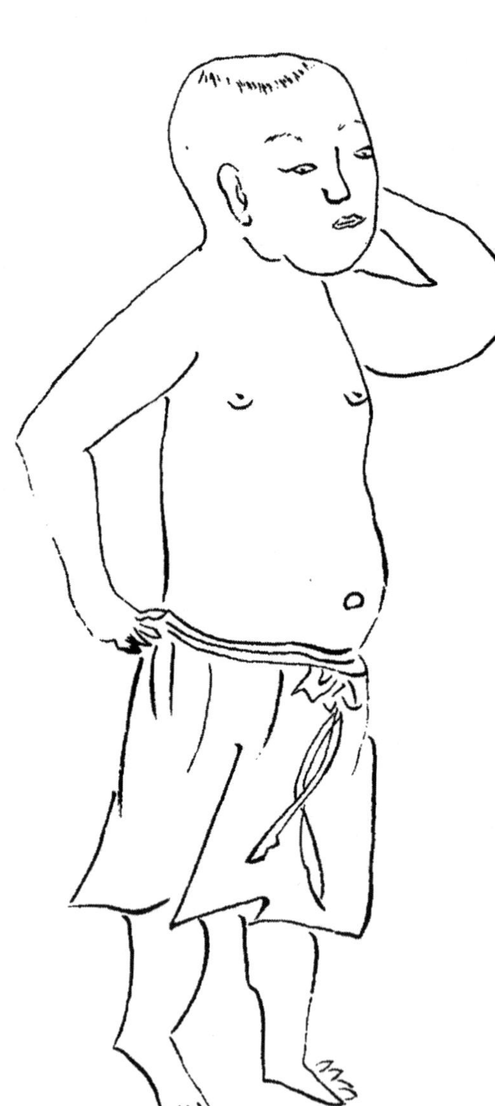

提籃拾海棠深明肝經之不羙　海棠乃紅紫之色臭炎之邪色也此痘經拾肝而熱毒太盛則肝血炎爍而痘色焦紫不羙之兆也

嬉而兒弄朝脫蛇皮以粘席　五兒弄朝乃肝經之逆惡為痘家之大忌蛇皮斷乃名棄痘必欲脫去而不可粘席若一粘焉必至損傷之凶

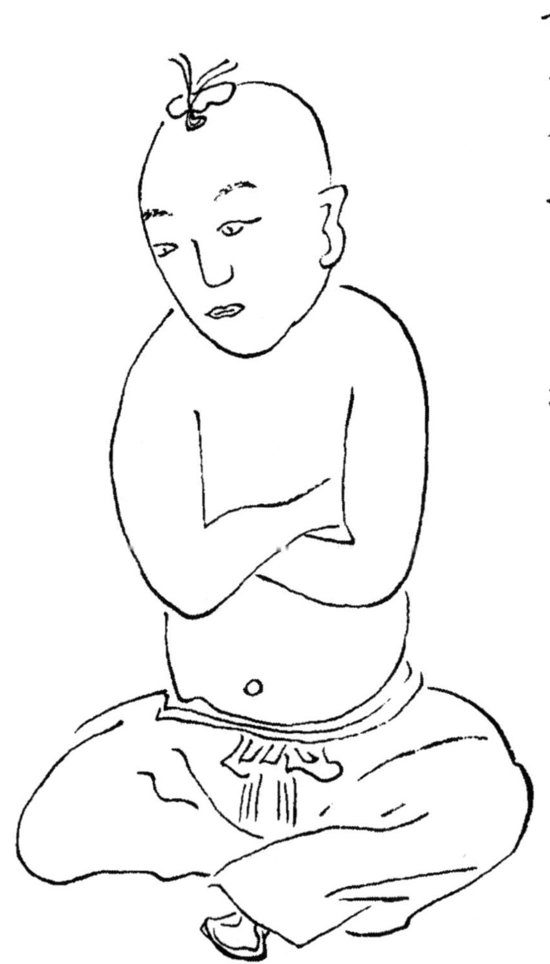

識日輪之煦照防梟炎於仇尅

左太陽上盡髮際為日輪痘出於此而色如梟紅罩錦則為日輪煦照毒犯肝經必致焦紫梟炎於是仇尅也後必不能充灌險之兆也

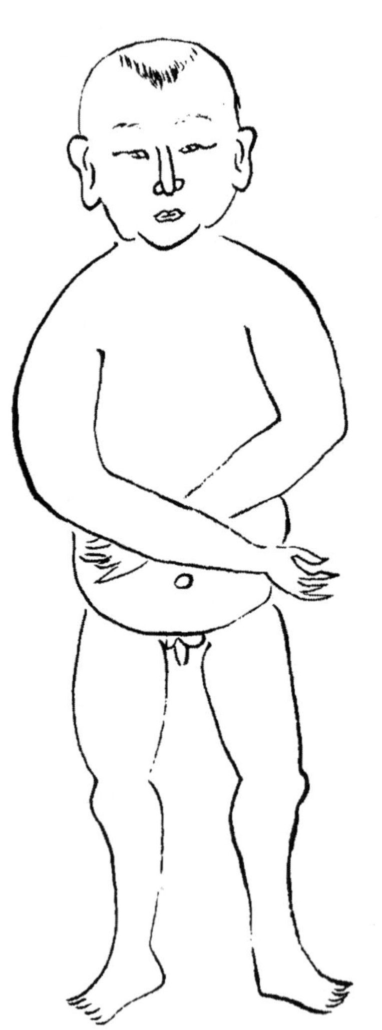

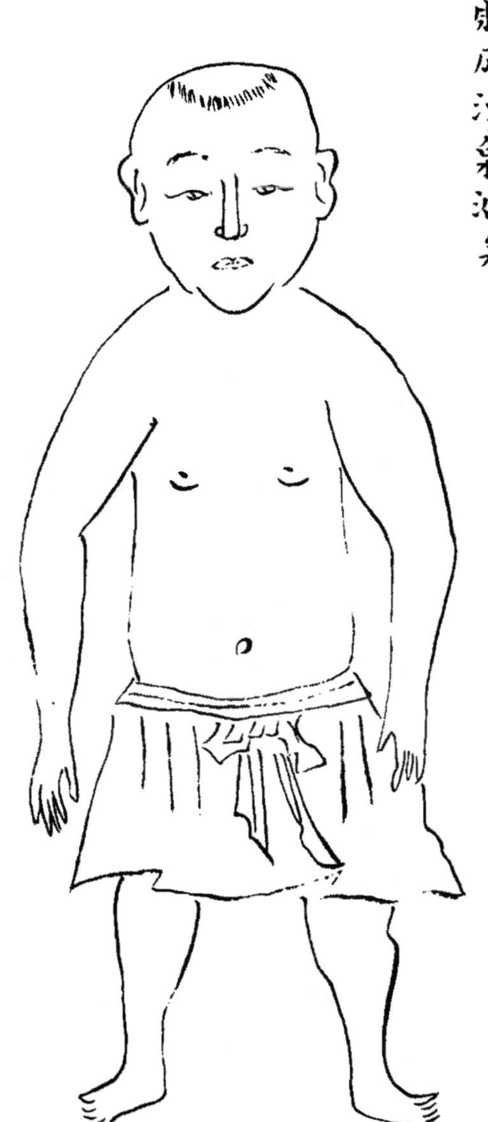

眼泡痘疹最亦汲亦汲不宜乎挑剔　目者肝之竅，而紅沿處，屬於心脾二經，疔結於此，則火爍土耗，無水滋養，不宜挑剔，若破傷，則成湯泉漏矣

傷門流掌兮擁煩燥而推擊　姦門淚堂、
名為傷門、肝之經也、痘出於此名為流掌、
必至於擁抱、燥煩而不安息、

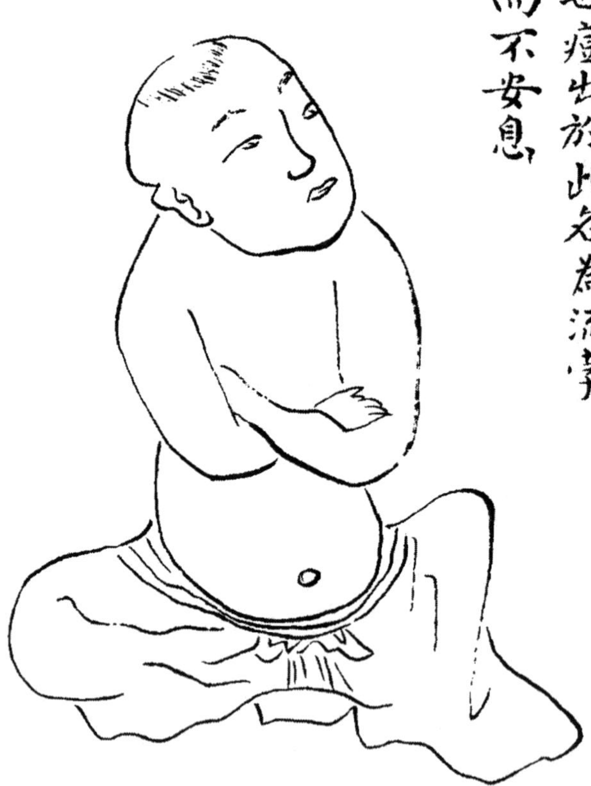

脾經痘位

食祿兩倉併仙庫兩腮顴頰承漿皆脾經之分位　自山根抵鼻準、皆胃之分位陽至陽毬胃經之注命兩手掌心名正維之門、中脘之穴乃五經之總要八脉之定樞八命之所司為脾胃之綱欄脾臟屬土能飲食多腫其色黃發為泡形大如斑

脾痘初出一見黃色乃脾土本色若蕉赤白放心无事若帶赤色至九日寅卯二時大便出蛔虫一根青色者宜服藥以調和大腸　經曰足太陰脾屬土賴心火以生腎水尅心火心滅則脾絕肺為脾之子脾絕則氣不行外症面浮黃洞洩不自知肺主皮毛焦枯肌肉消瘦唇反不收甲乙日死

臍封之處為脾經之開位中央其色黄痘麗而紅活凸峻則脾宮顴阜必蕪佳而无灰陷之處痘麗此而焦紫伏陷則而陽五岳俱失色而致變遂之凶

脾疔先黄後黑必生而腮頰中庭口角肚腹手足

脾斑發于腮頰肚腹之處

脾泡發於腮頰口角其色白破損

脾丹注於胸堂必火盛上逆注於肚腹必絞痛腸鳴

脾火臉皮枯焦

脾經痘形之圖

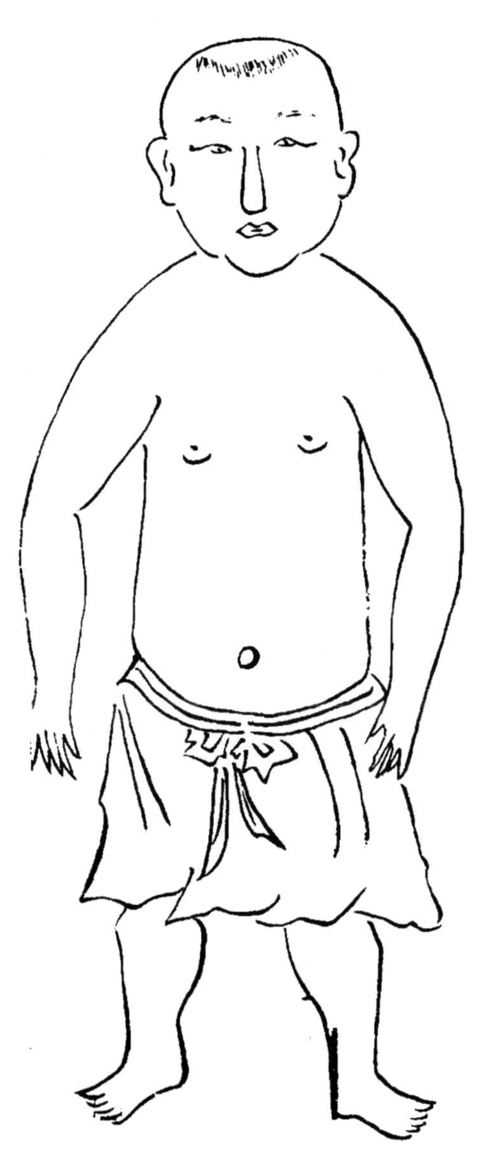

鼻準元陽流裔 鼻準雖為肺之所管而屬於陽明胃經之位，乃元陽之流裔也。痘先標於此，是為陽明之正經而順美者。

腮宮喜得懸珠　而腮宮脾經之所屬痘先摽此則痘啟於陽明而振於脾胸若懸珠是爲經正而上吉也

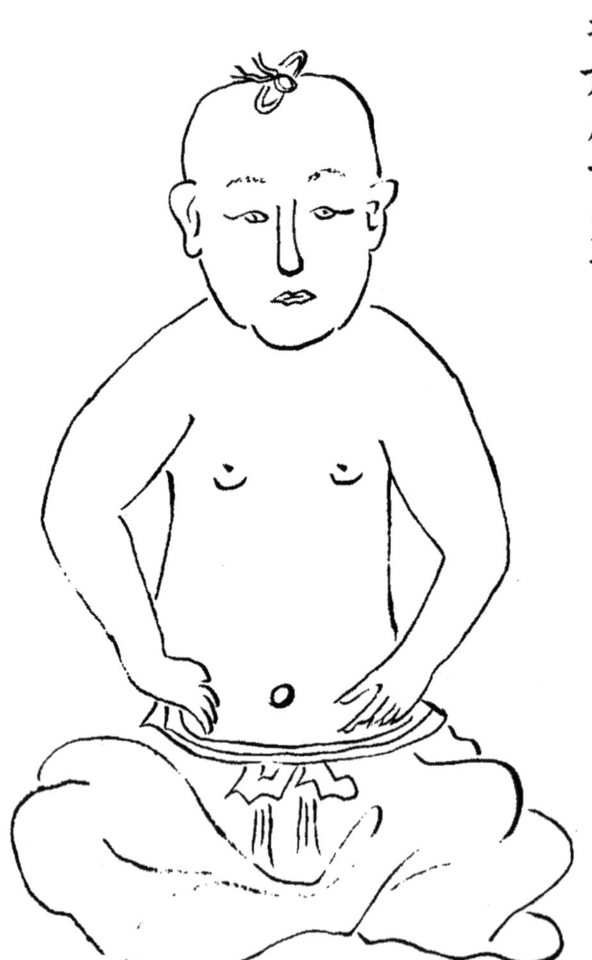

食倉嬉子營窠嘔吐脾君失主

食倉祿倉脾經之所屬痘先標此如嬉子營窩則知脾為中州之宮被熱毒所傷而失其傳送之職必致嘔吐不寧急宜解熱和脾

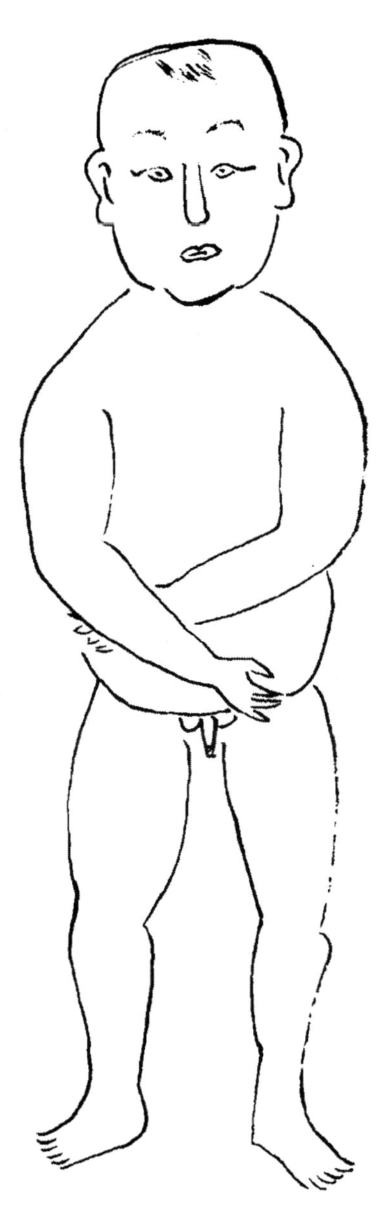

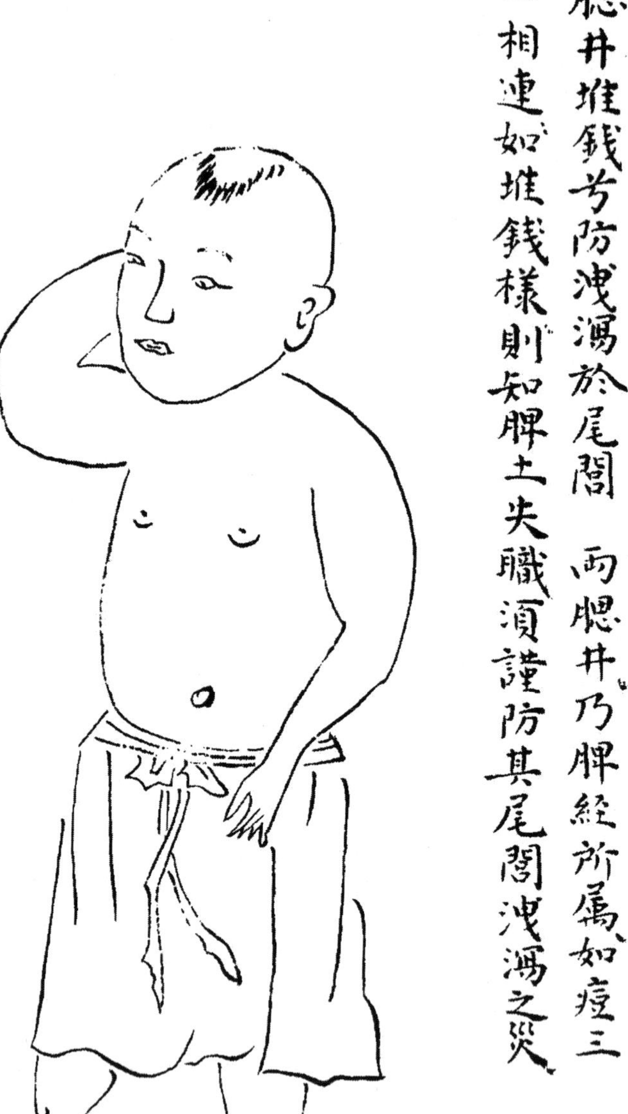
腮井堆錢兮防洩瀉於尾閭　兩腮井乃脾經所屬，如痘三四相連，如堆錢樣，則知脾土失職，須謹防其尾閭洩瀉之災。

臍麓旋珠獮輔開殷勿瀉逆

臍封麓畔，乃脾之敍門也。如痘形旋繞珠圍，則痘逆於脾，而太陰虧其元，陽明失其柄，而瀉逆不免。

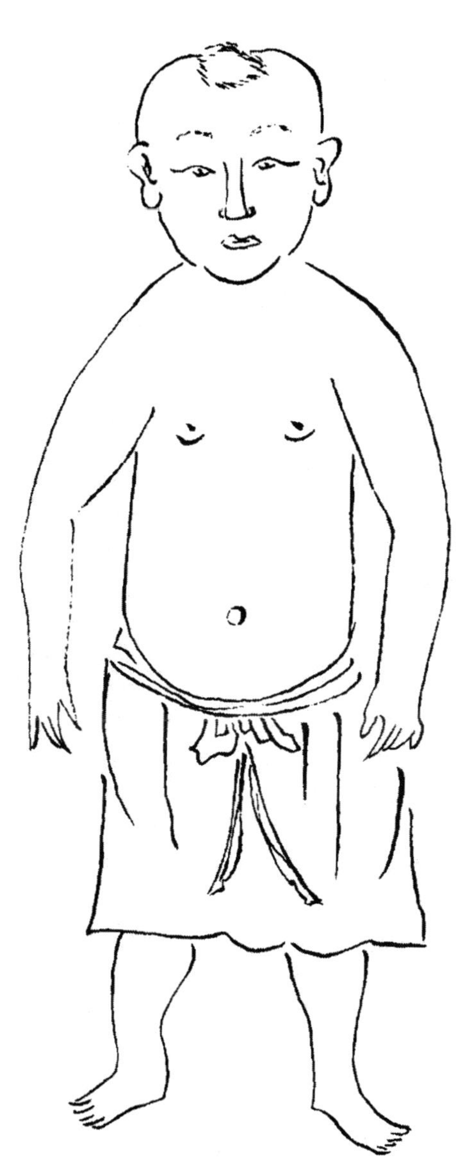

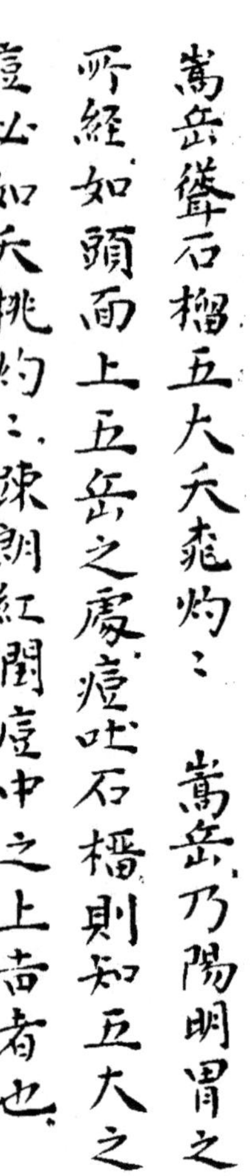

嵩岳聳石榴五大夭痘灼灼　嵩岳乃陽明胃之所經，如頭面上五岳之處，痘吐石榴，則知五大之痘必如夭桃灼灼，踈朗紅潤，痘中之上吉者也。

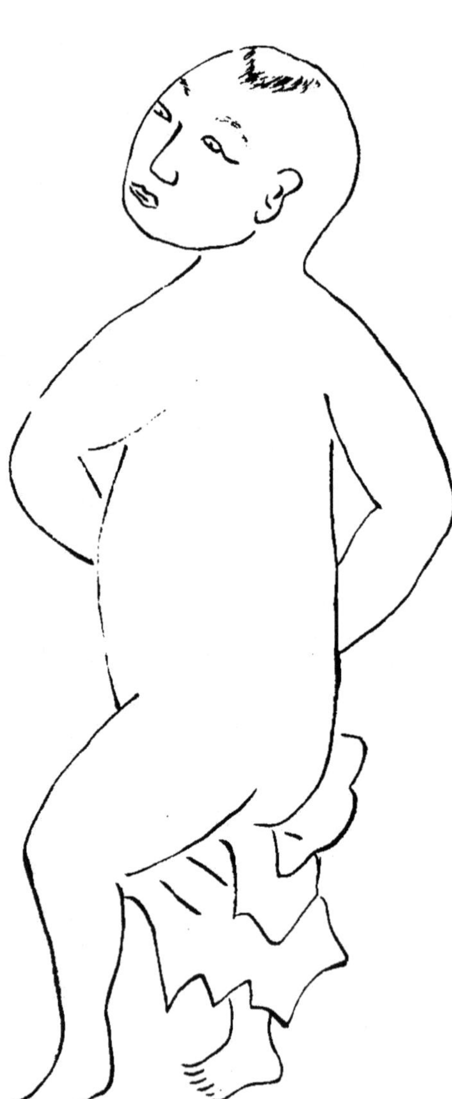

水窩沿口虛泡紐於臍封

臍封脾經之所關，若痘出於口沿，如水窩樣，則肝血耗，腎水涸，其後必生虛泡、紐結於臍封，急宜滋助氣血以救之。

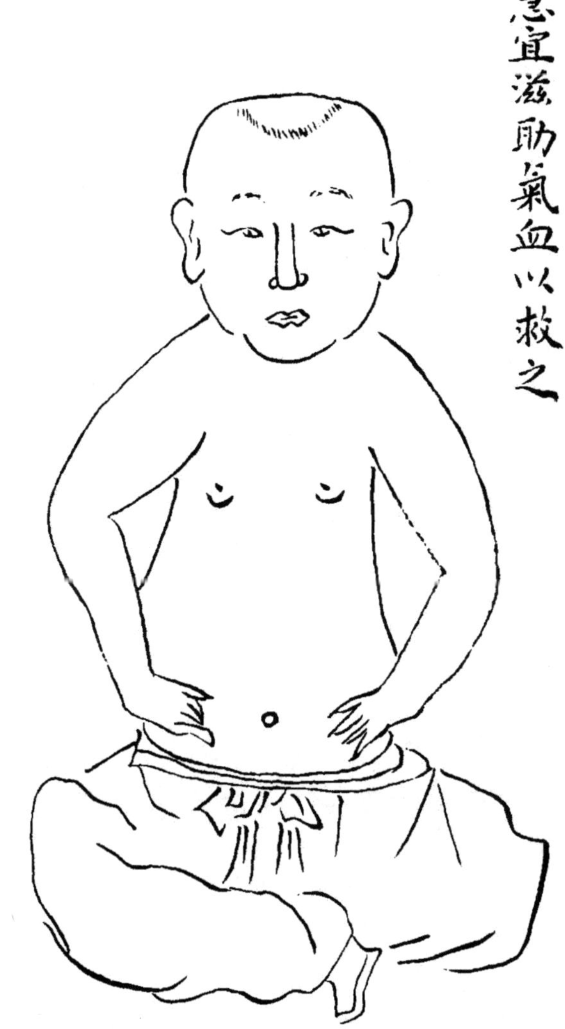

雙鉗禁口食旁能下咽　兩唇中各

痘一粒名為雙鉗禁口則知心脾交

逆飲食不能下咽矣

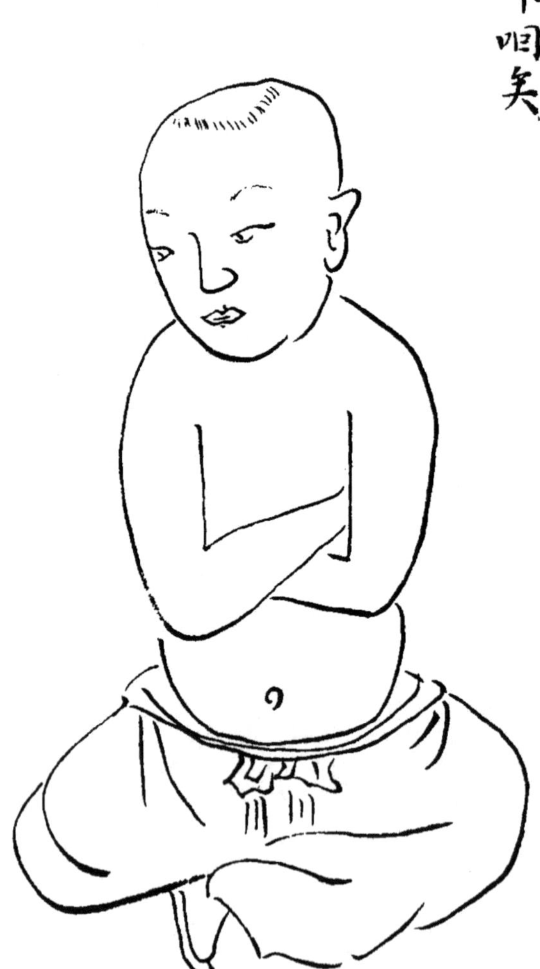

鼻冲一直煤兮少陰蒸鬱　鼻為肺之竅属脾土之位痘如煤黑色乃少陰心火梟炎蒸鬱其色不能潤美而脾土亦受傷也

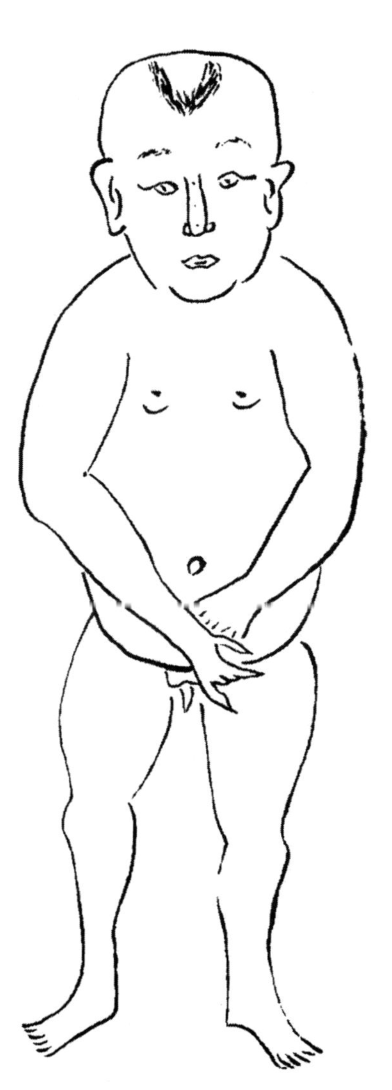

口中臭氣噴兮陽明潰爛　痘至六七朝而口中臭氣噴出此乃痘毒攻爍陽明胃氣受傷潰爛而氣臭也危險之兆

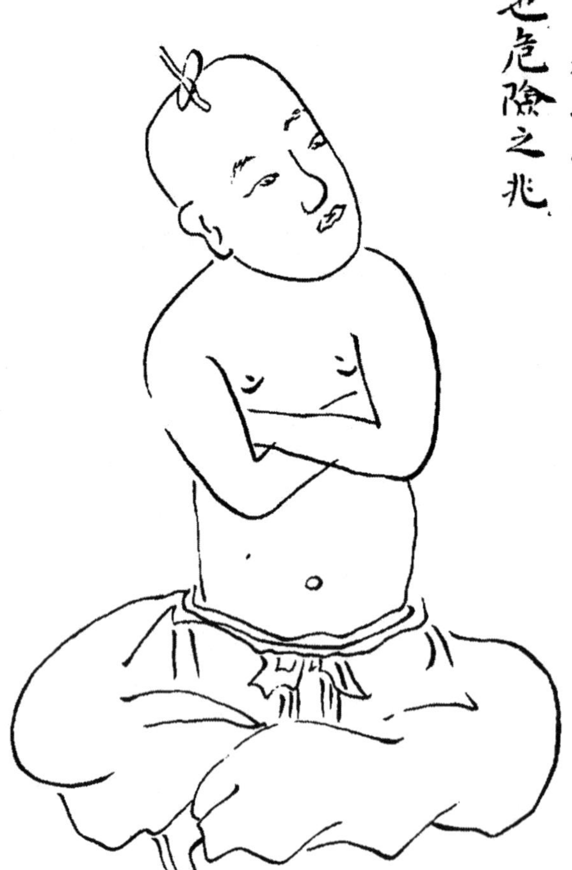

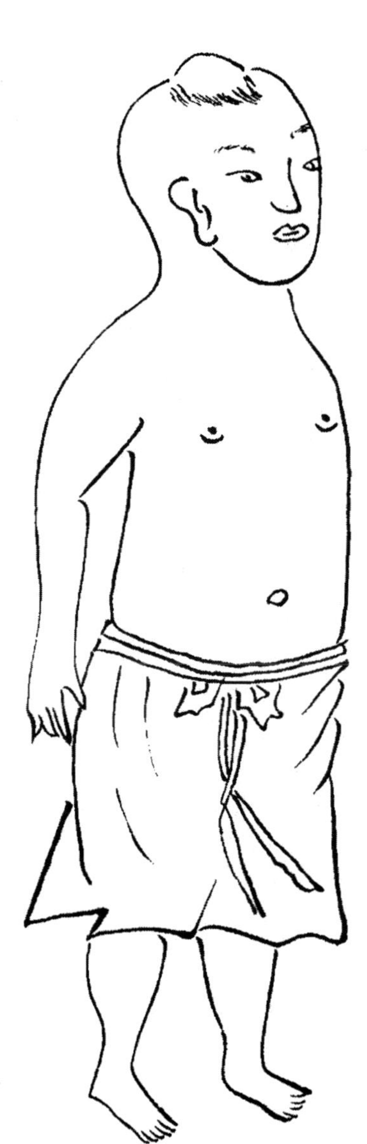

期六朝而年壽啟紫泡号曰鴟入天門　年壽乃陽明胃之所經、痘至六朝而鼻與年壽上啟紫泡是鼻毒攻於內如梟鳥入天府之門言其必不仁也

正額聳黄豆兮萬全之兆　脾土位中央其色黄

正額乃元陽之所會痘見於此高疊肥明如黄豆

之聳粒為萬全之兆不藥自愈

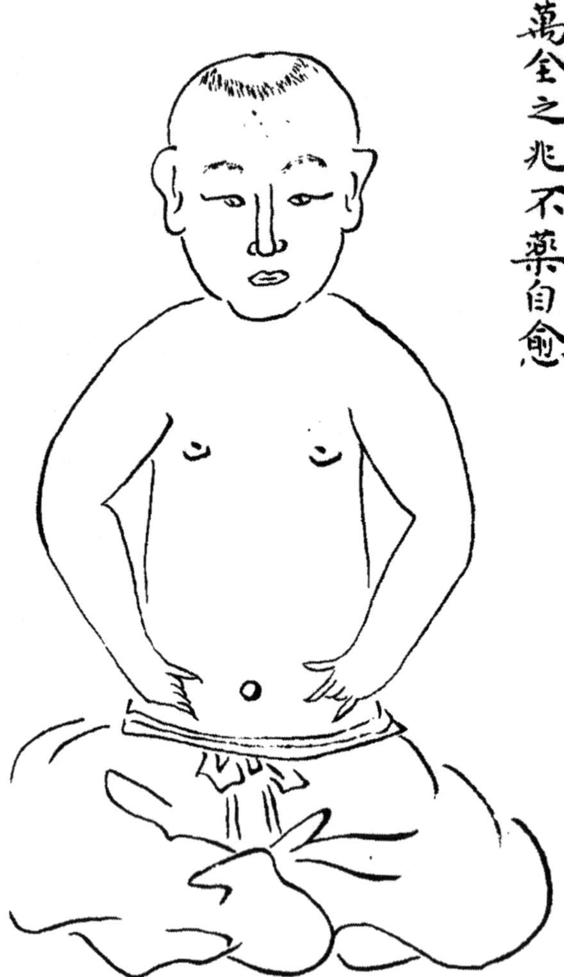

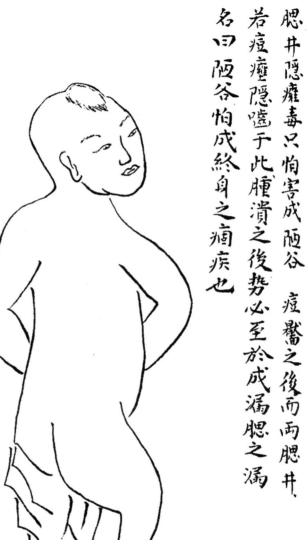

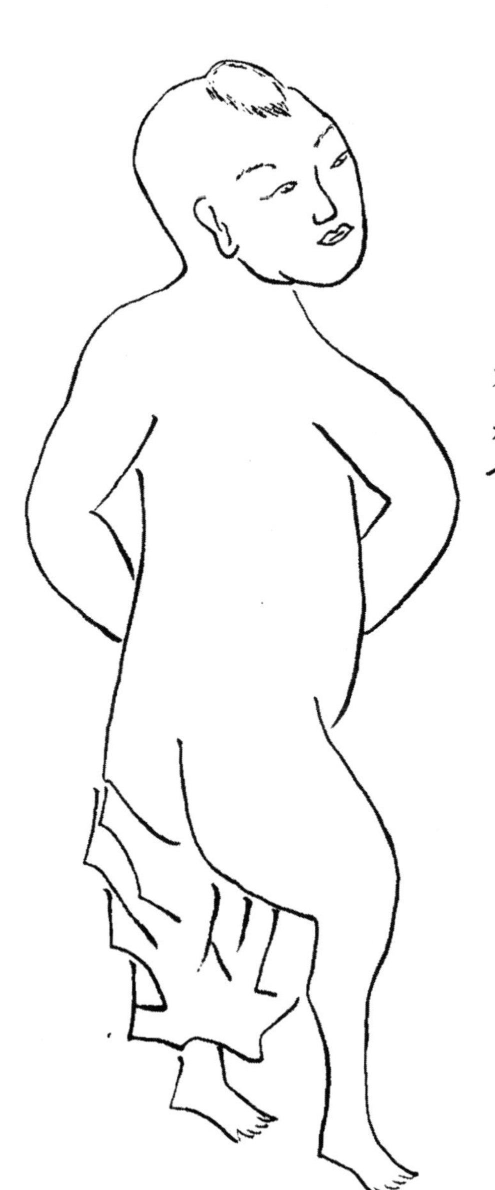

腮井隱癰毒只怕害成陋谷　痘鬸之後而兩腮井、若痘癧隱嗂于此腫潰之後勢必至於成漏腮之漏名曰陋谷怕成終身之痼疾也

麗奇花於直柱喜見盤珠　鼻直柱陽明胃之所經也痘出於此而一帶美麗形如盤珠粒粒高聳明潤此痘家之所喜見者也

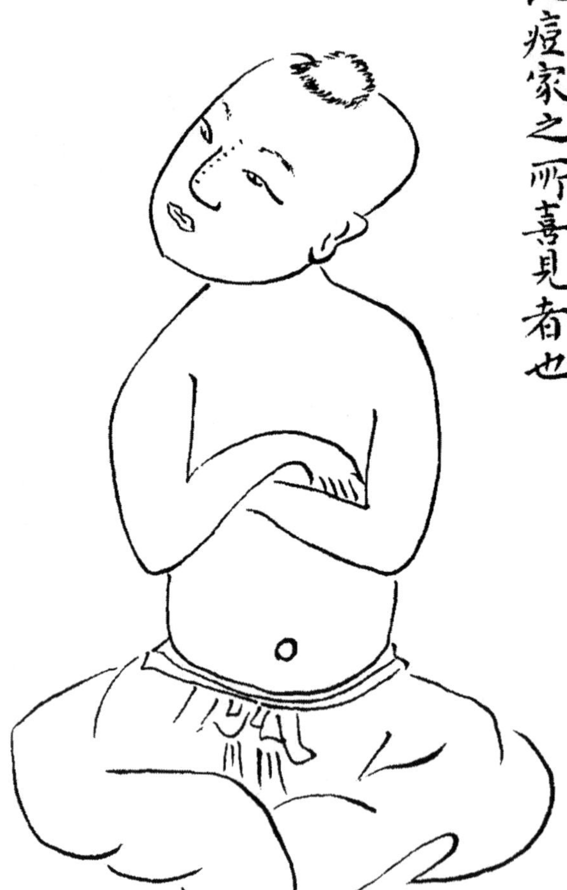

攜手覔金鉗独顯脾胃之居功　金柑内実而外黄痘形若此是脾胃得傳化之戚顯中央之正色乃痘中之生兆也

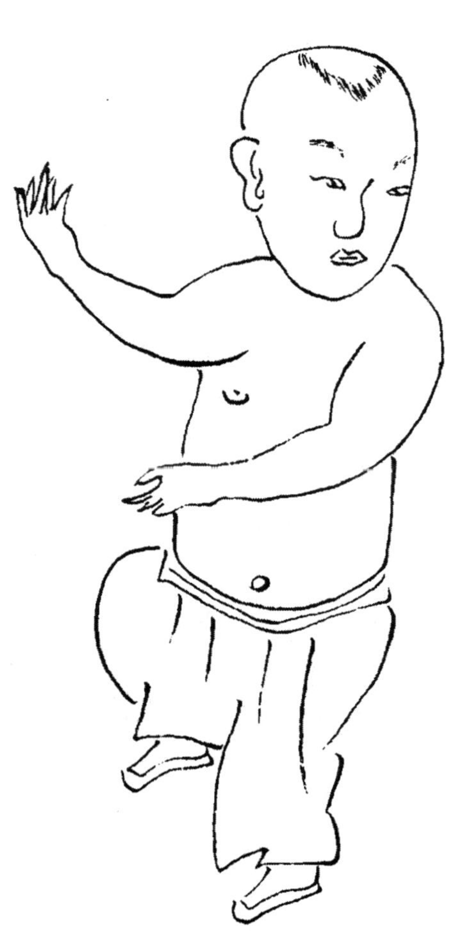

希狀元之一枝貼金錢於瑞壁　三元鎮位鼻爲嵩岳乃陽明胃之正經痘色朗踈翁膿黄潤痘之極美故云希狀元之一枝也

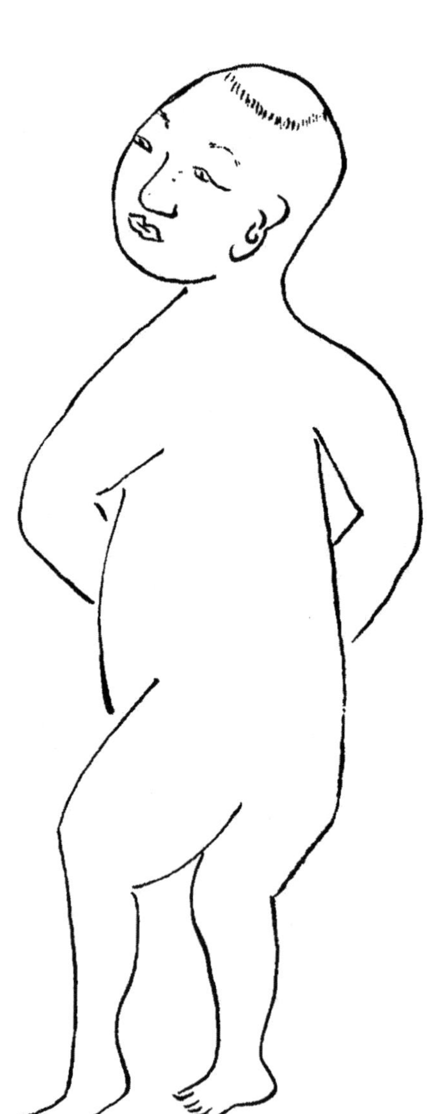

放毒花於顋池慨脾居之失職　兩腮顋池脾經所屬痘標於此如毒花白色則知真元傷損而飲食不能如常是脾胃失傳化之職深可悲也主危險

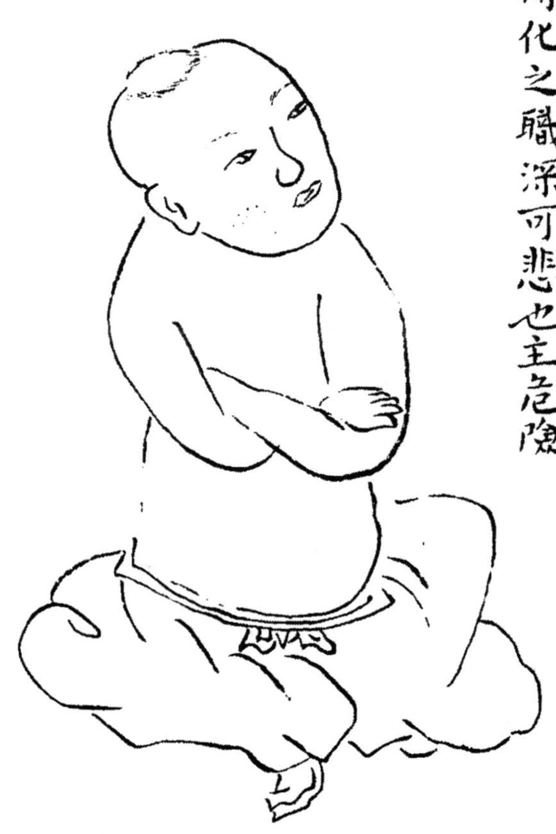

簧口交兮无声揚　唇之上下瘂俱標形

名為簧口交而雙鉗禁非惟食不下咽抑

且啞澀而声不揚簧筐中金葉声所由出

故借以喻之

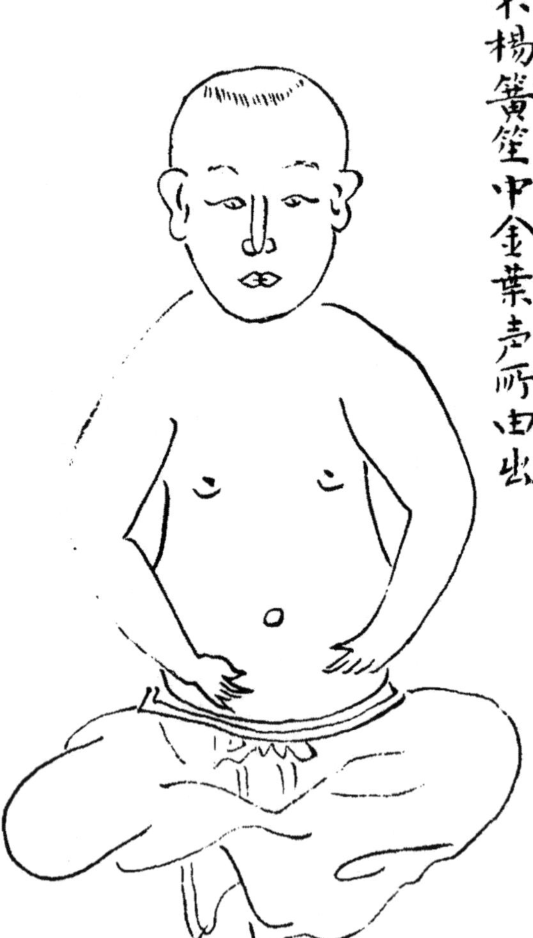

牙關緊閉兮蜈蚣蹲蟄　痘時上下牙關緊閉不能開合、驗非淺鉗禁口必有蜈蚣疔生于牙關交骨之所而蹲蟄者也此痘中之恒有人罕察之

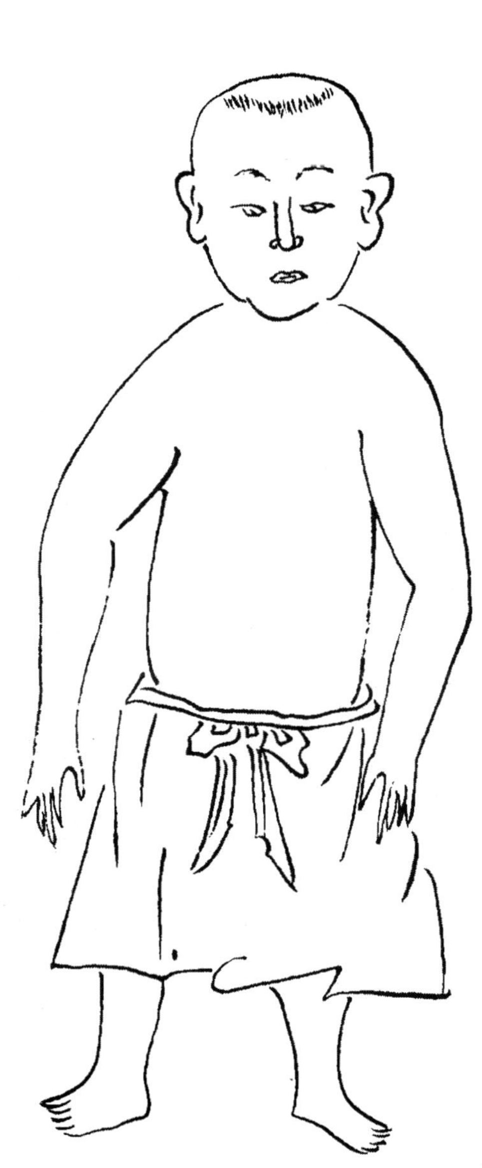

棄倒瘋于腮田兮為鉄蛆之嚼粒　腮田脾土之所經痘形倒瘋則知脾胃受傷為鉄蛆之嚼粒名其棄而不足取也大凶之兆

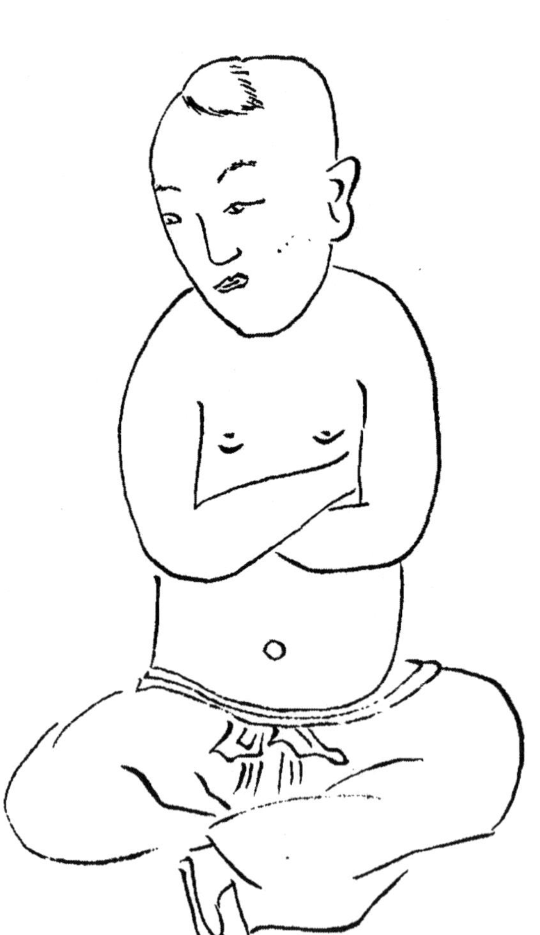

小指建疔兮眼睜〻　兩手小指上下生出痘疔則陽明透毒而肝木併傷、則兩眼必睜〻直定自无神氣急治之可也

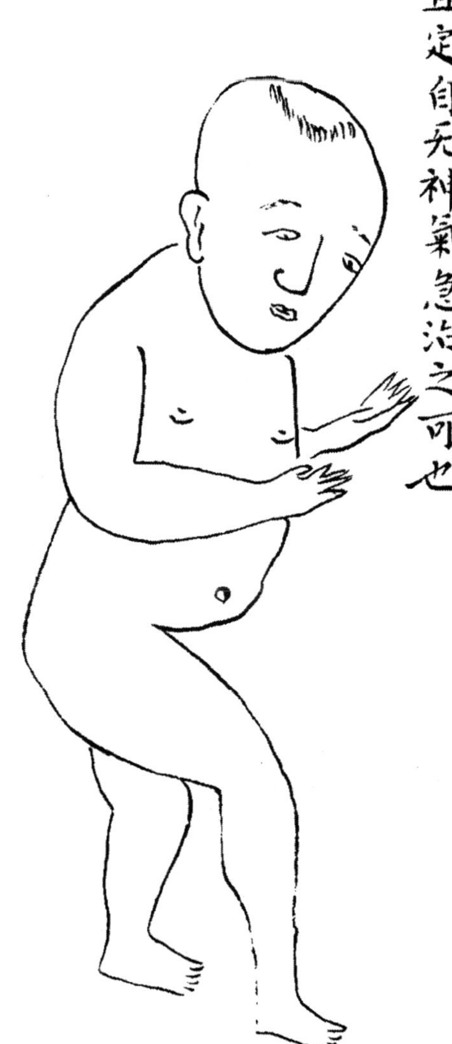

畏水形於鼻梁因痢虫之攻敵　痘時而鼻梁上有水紋之形則知痢虫互相攻於內痘必受傷而潰爛氣臭形枯險之兆也

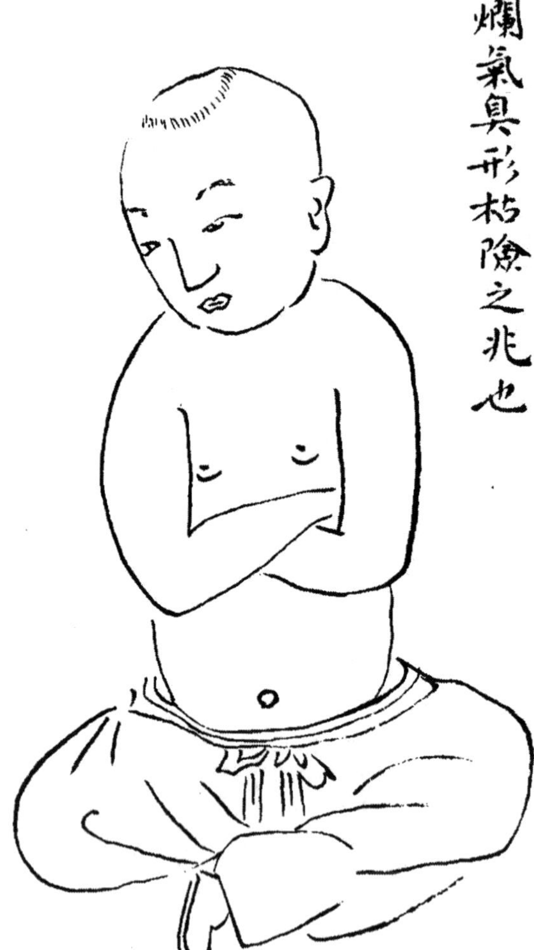

唇宮堆蠟於七期兮要石榴之聳粒　痘到七朝而唇宮皮光乾如堆蠟須看方廣兩陽顴阜翁樞所在痘如石榴破囊之聳粒方可允為保全否則險

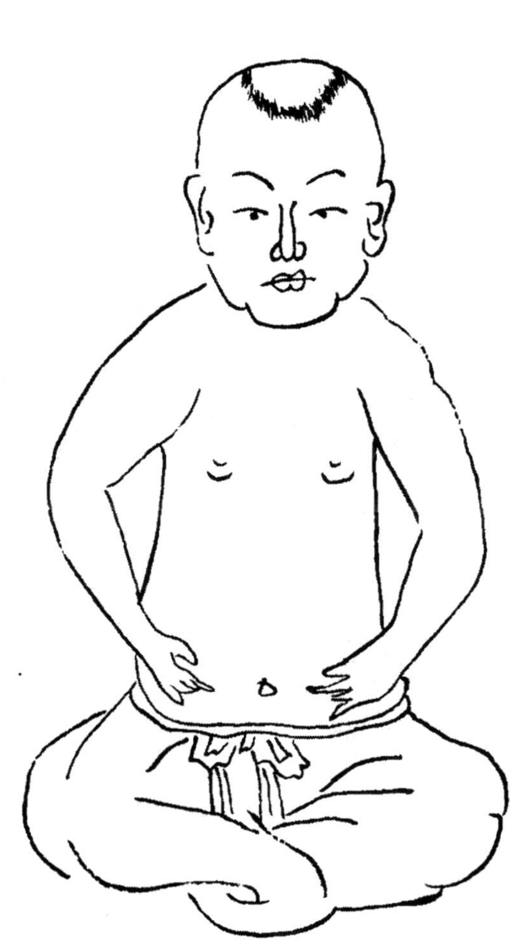

傳三日而不食兮驗脾關之隱凸　臍封之處脾之所關也痘形三日傳肝而腹脹不食必驗臍封必隱隱突起而失和平之氣也

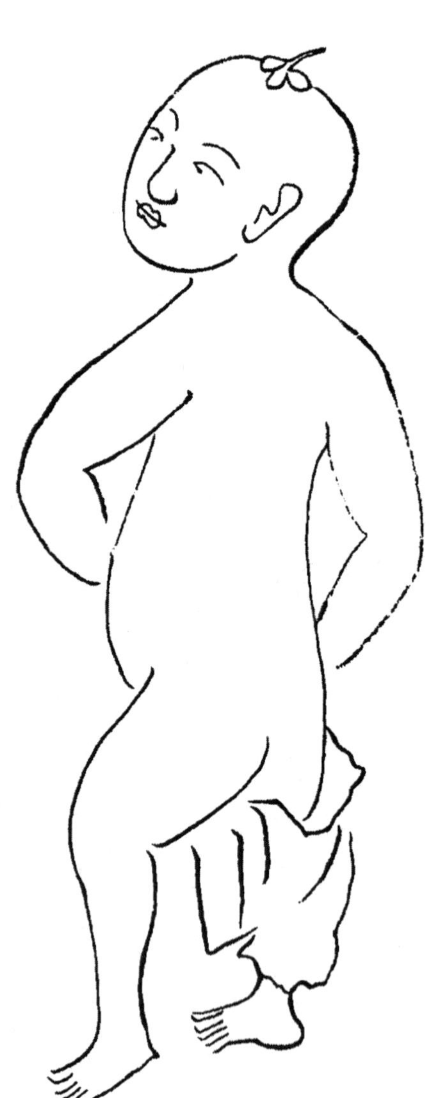

傳脾盎黄〻自充而結𤛕　痘五六日間傳至於脾而囊窠澄漿翁膿充灌肥羡其黄必至滿足而結𤛕保全无他慮也

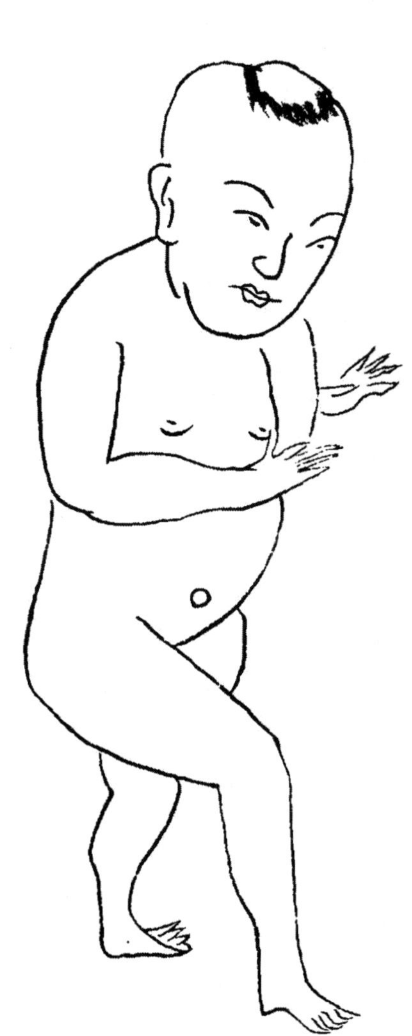

肺經痘位

右太陽斜掠山林正林兩眉峰日月角皆肺經之分位　喉突氣竅氣樞肺經之肅殺　喉下氣竅名為白帝肅殺之門　喉之兩旁左右肩軸又名為肺之四欄

肺臟屬金面色白噴嚏其色白其形大　肺痘初出色白此乃肺經之本色若兼青黃色至五日主飲食嗆喉未時即止如吐蛔其蛔活可生死者必險因熱太甚也其痘臉上多四肢少背上多兩耳旁少腰腹約有百餘粒若兼青赤色至五日肚中作響七日必作瀉九日必吐蛔二条白色十二日重此症急宜理氣血扶脾胃方可保全若不服藥必為凶兆

經曰：手太陽肺屬金，賴脾土以生，如脾土倒則肺絶。肺主氣，行氣濕於皮毛，鼻乃肺之竅。狀症：皮枯毛脫，氣粗唇反，金无土養。肝臟魂，肺臟魄，肺孤而魂散，丙丁日必死。

兩太陽左三右四有黑色痘，其虎骨三分必生疔一粒，急挑破點藥，十生其五；如不挑破，其遍身痘决不能收靨。

肺疔先灰後黑，必生於右太陽、右脇、頸項、喉突。

肺斑發於喉突氣窩。　　肺泡發於氣窩。

肺丹注於頸項，必痰嗽难咽，宜清肺金為主。

肺痒作於喉突氣窩，而頸項必白色慘淡。

肺火頸項枯焦。

肺經痘之形圖

撤梟神於氣樞　氣樞在項鎖氣動之處乃肺之殺門若痘先標於此乃梟毒太盛如聯搭餅塊多主危險宜急用救撤以遠之遲則死

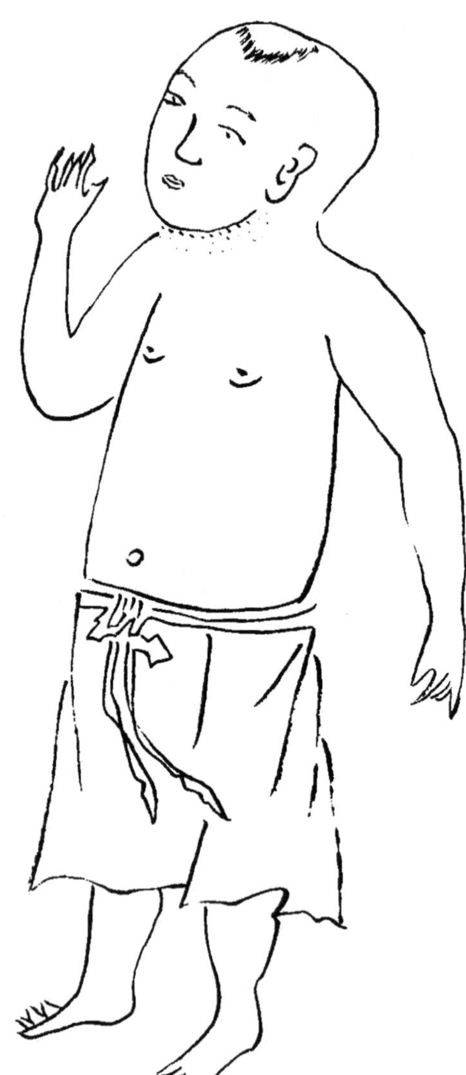

張兎羅於眉上　日月輪角兩霞之地俱注於眉上為肺經之所屬也痘先標于此希朗紅潤則吉瑣碎稠密紅紫焦黑必危兎羅言其密也

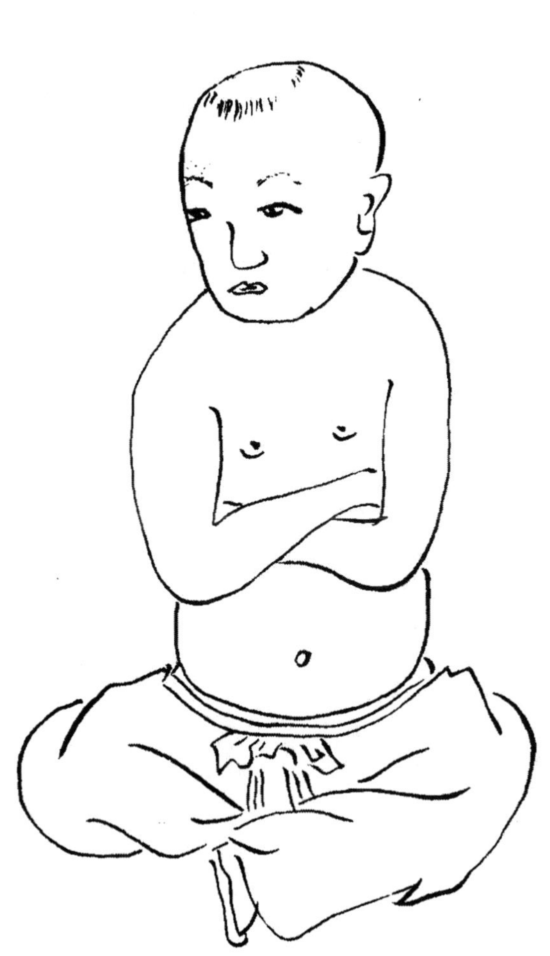

垂魚鈎扵兩顋　兩腮顋頰是脾之所
經若痘先標扵此眉上而客必驗兩顋
之地相呈形同希則吉同客則凶

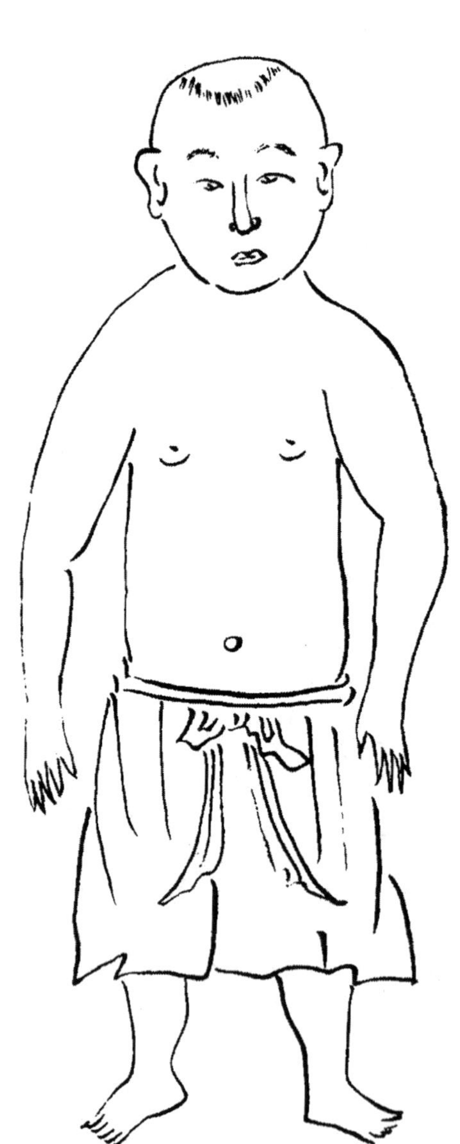

喉突呈形連搭嗽逆肺氣囂漓　喉突所在、肺經所屬痘形連搭不分根脚乃熱毒蒸鬱於内以致肺氣囂漓必有嗽逆之患

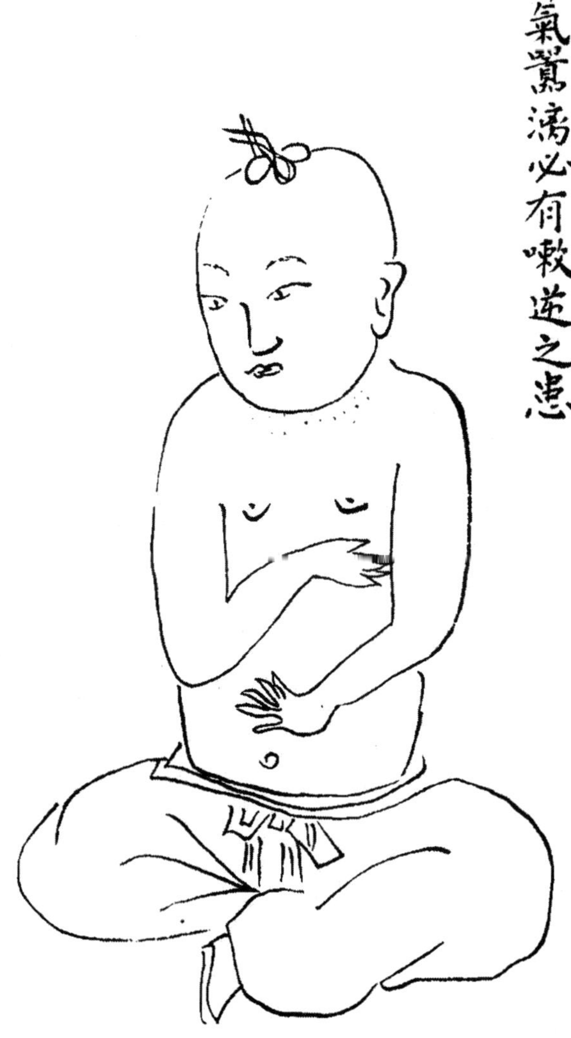

右太陽之楊㦛兮結虗泡於䩜䡎　右太陽豐塩山林肺經之位也痘先標於此名爲楊㦛此陽毒僭居崇位則知後之虗泡必結於手足之䩜䡎兮

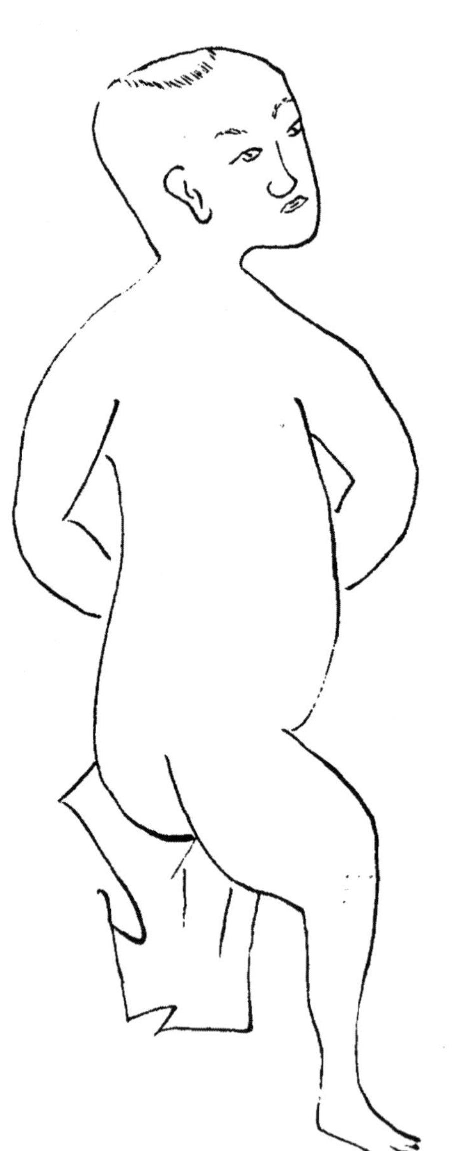

氣窩貴清朗三星垂照必嗚嗚須項氣窩肺之所經也宜於清朗若痘標三粒于此處乃因梟毒上攻必致痰嗽故曰嗚嗚險之兆也

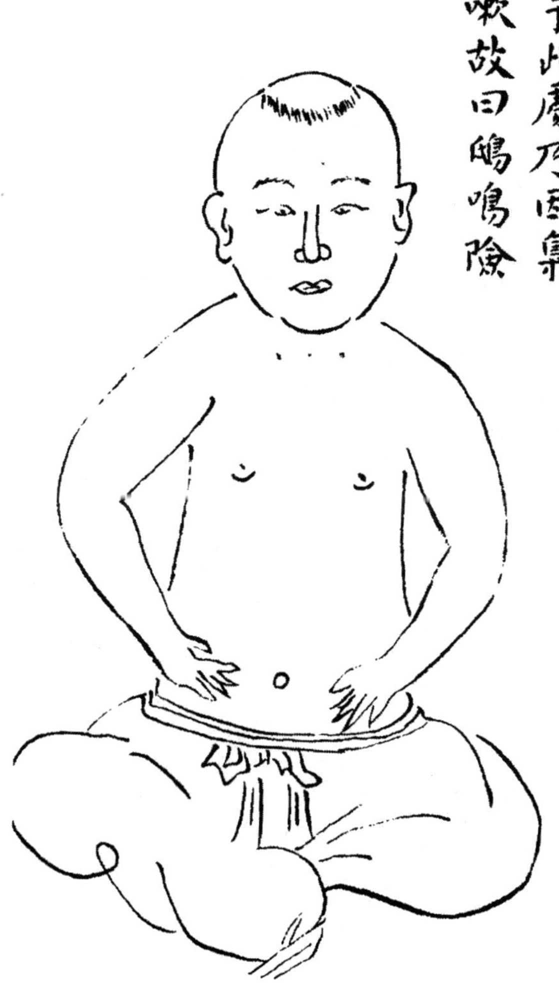

右陽先白金不和而妖声　右太陽肺經之分位也若痘色先白於此處則知肺氣䆁潙肺屬於金不和而声則為妖矣言其必險也

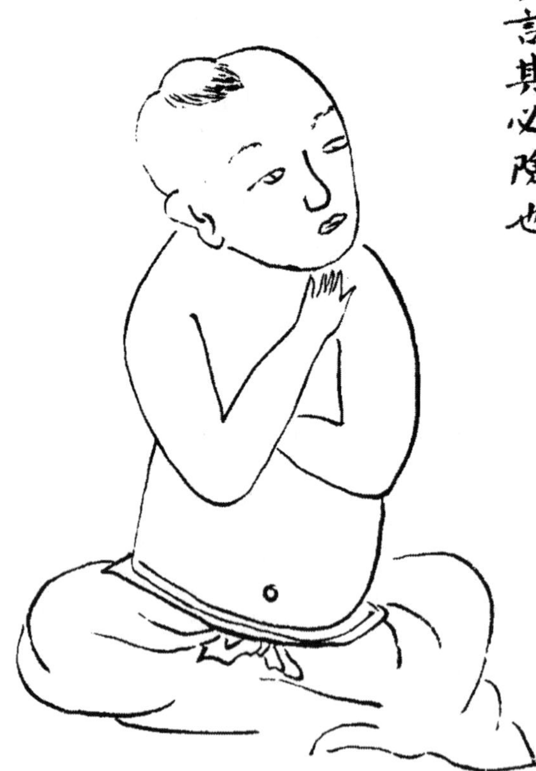

項頸縈纈似盤蛇梟毒攻冲而难峻
項頸肺經出入之要轄也痘窠縈纈
纏如盤蛇則知痘毒攻冲于上稠密
难峻必凶之兆

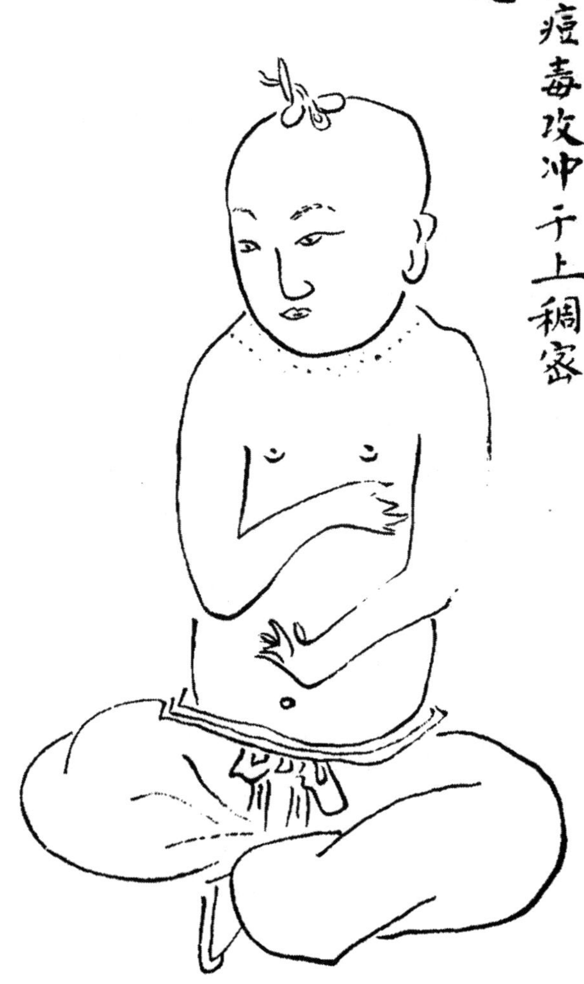

既驗氣鎖漆葡萄遂覓身中陰陷黑　氣瑣在于喉突之下肺經之樞也痘色如漆染葡萄是毒犯血分陰逆于陽身中之痘必然黑陷而元氣耗矣主死不救

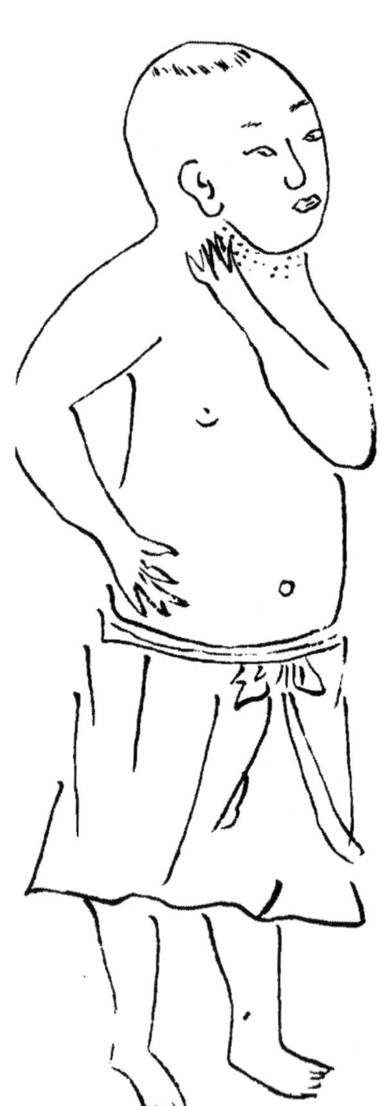

翕樞連片兮氣塞　項頸氣窩肺經之翕樞也此處痘宜希少清朗而不宜乎稠密連片則知熱毒蒸構喉啞而氣塞矣急解毒清肺

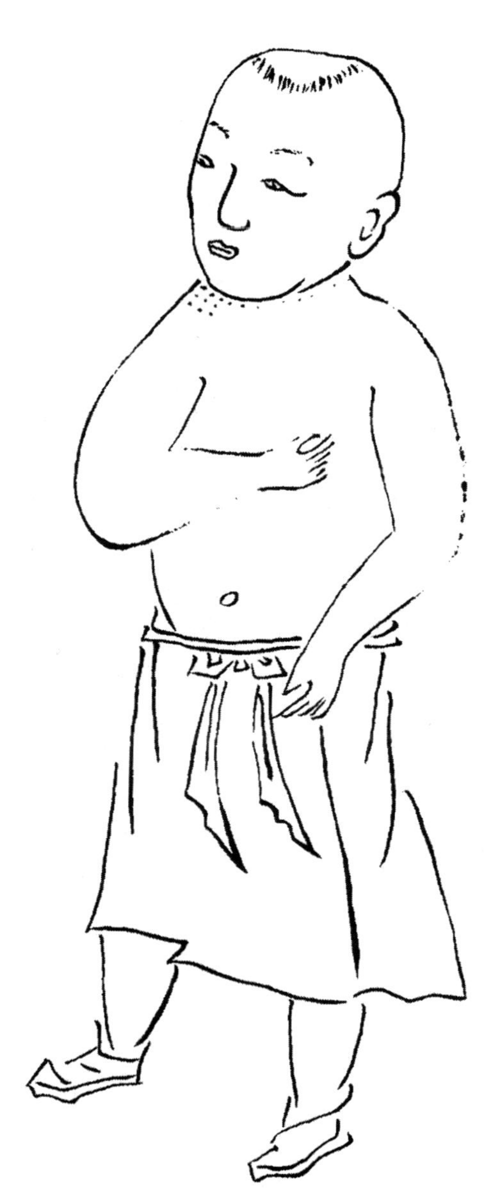

肺竅封矣逐蜥蜴　鼻乃肺之竅痘時若鼻封而呼吸轉難則金有所質而氣不囂瀉痘自充灌毒氣自散如逐去蜥蜴而不能為害也

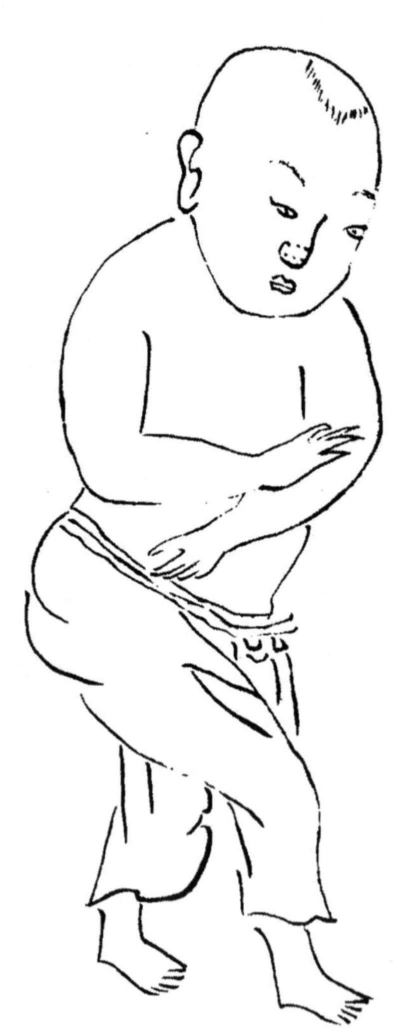

豊拉抜懺兮酣睡卧而好食　两眉之上為豊拉痘形拎此辣㑊充灌則毒氣發越謂之抜懺必酣愛睡卧而身体安樂飲食倍常而脾胃得戢矣

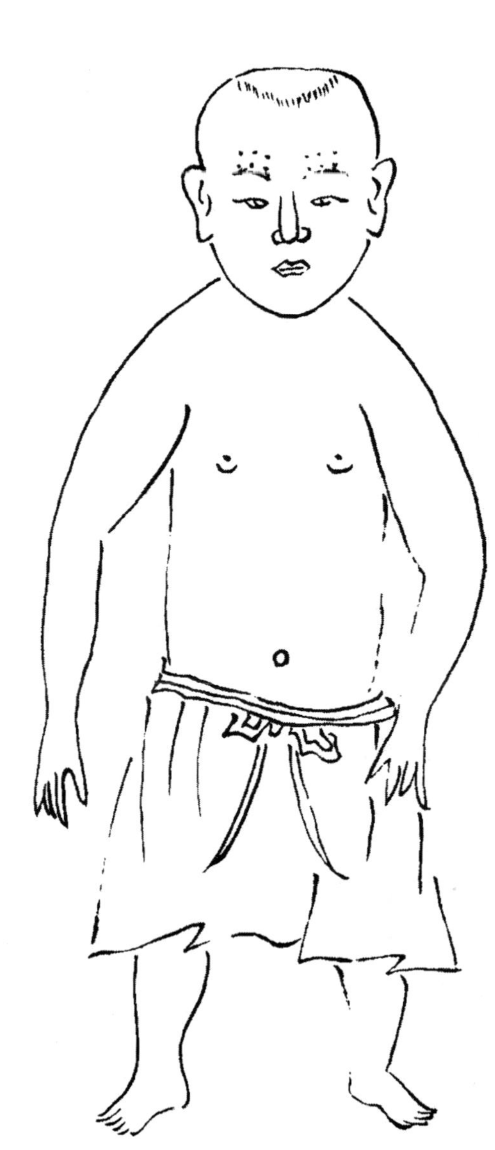

二六啟挑杌于頸項揔充裕而飛錫　痘已過十二朝而項鎖之處重啟挑杌之痘則知毒盛上升揔然痘囊充裕必致死亡

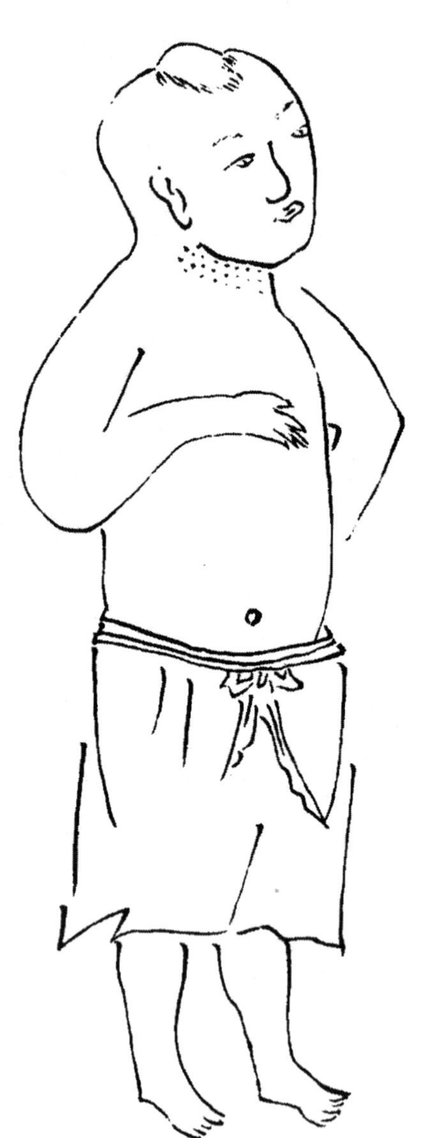

腎經痘位

地閣鮫骨兩耳伏枕含谷兜閻皆腎經之分位　耳竅旁骨名爲玄武門　玄池之底臍盤之上足脛之中名爲腎之三欄腎臟屬水腎居下而不受穢故無症耳尻耳尖皆冷毒氣流於命門因時氣傳染而發一二日是腎起主于骨髓之分

腎痘初出發熱一日便見標此症極重乃諸經熱毒傳入於腎其痘十主九死急用重藥以治之庶可回生若不急治至二日寅卯二時遍身發紫泡而死

經曰足少陽腎屬賴肺金以生肺金燥則腎水涸則不能生肝水外症目无精彩若无心火相濟則自汗如雨腎經衰脾土散燥不能燥

土氣是盛故面黑肉結齒黑焦枯戊己日必死　腎疔黑色必生地閣後頸耳窖脊膂腰脊陽莖　腎班發於背上手足不見之處　腎泡發於肚腹　腎丹注於脊膂謹防攻內

腎經痘之形圖

忌地閣之崇枝　地閣腎之所屬位之正也若痘先標於此腮頰之間痘不見形独形于地閣乃腎門之所忌者腮頰俱形則羗

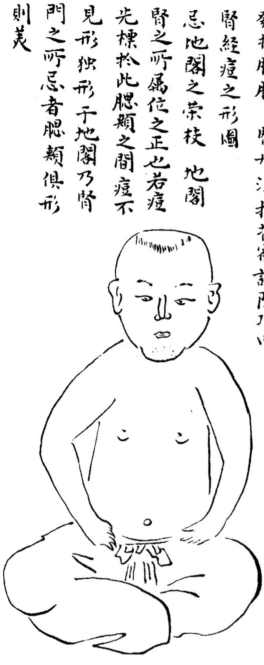

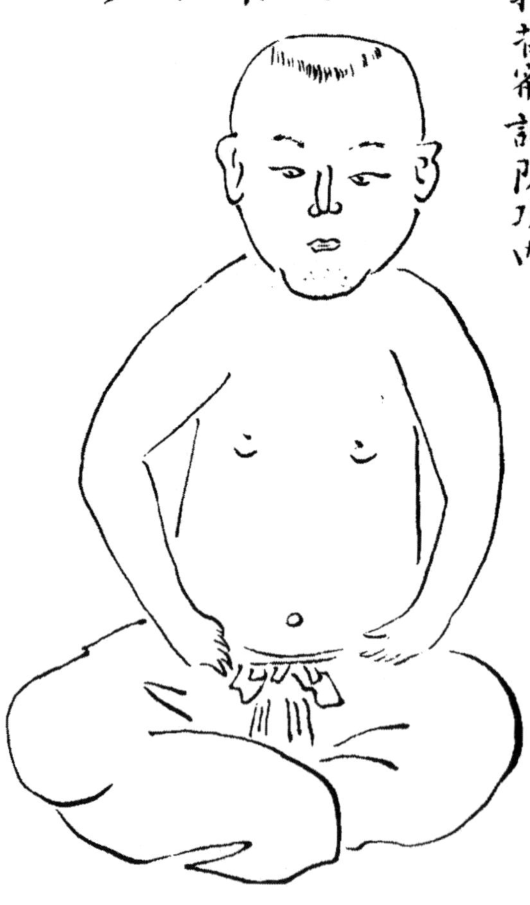

龜頭一粒如櫻桃氣血稠和而不逆　龜頭腎之所經腎元聚於此陽明振於此其間一粒高峻肥盛如櫻桃之形色則知氣血調和而毒不潜匿也

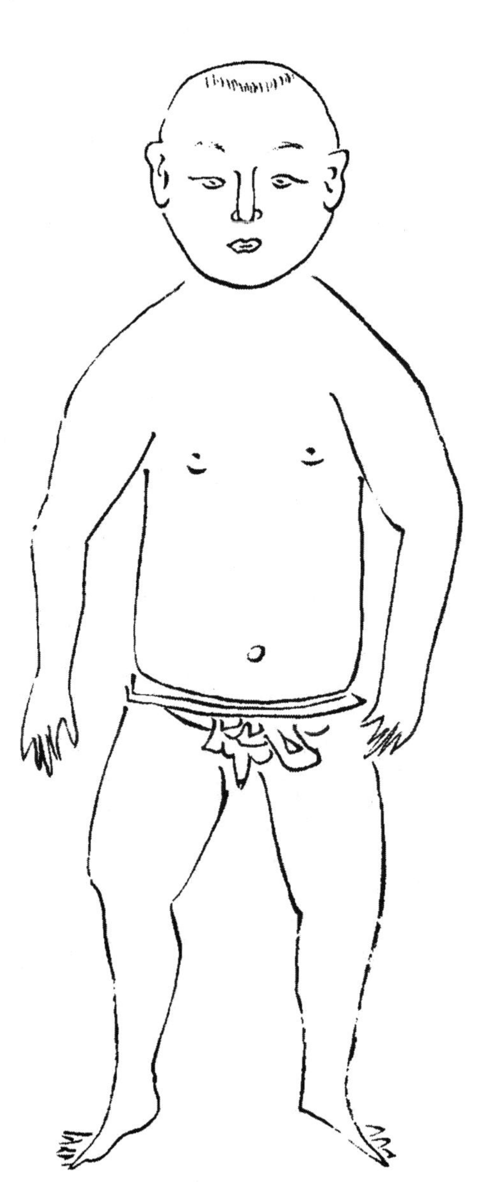

耳边結馬刀隨仍臬炎腫脹　未痘之先耳边結成馬刀倏然痘發其勢必仍臬炎腫脹如若潰破則元氣耗散必死之兆急治之可也

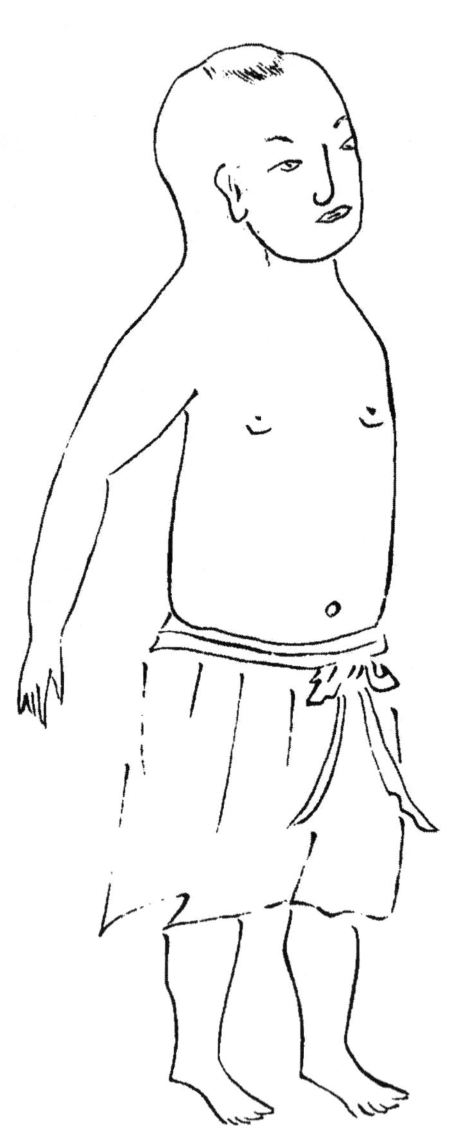

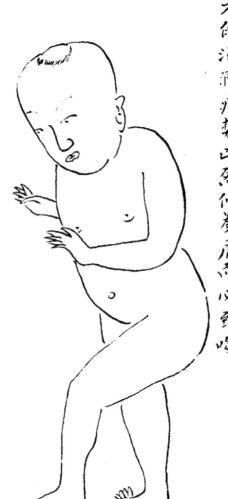

耳孔疔兮名豢虎　耳孔腎之竅乃腎地幽隱之處如疔毒生於耳孔中名為豢虎疔則臭毒轃結於此腎水不能滋潤痘勢凶烈似豢虎而必致噬人也

骰骨不由乎蚕遊　耳前骰骨腎之驛道也
此處痘如遊蚕形則痘必沉匿而毒氣鬱
不能起發充灌故曰不晋遊蚕痘中之險者也

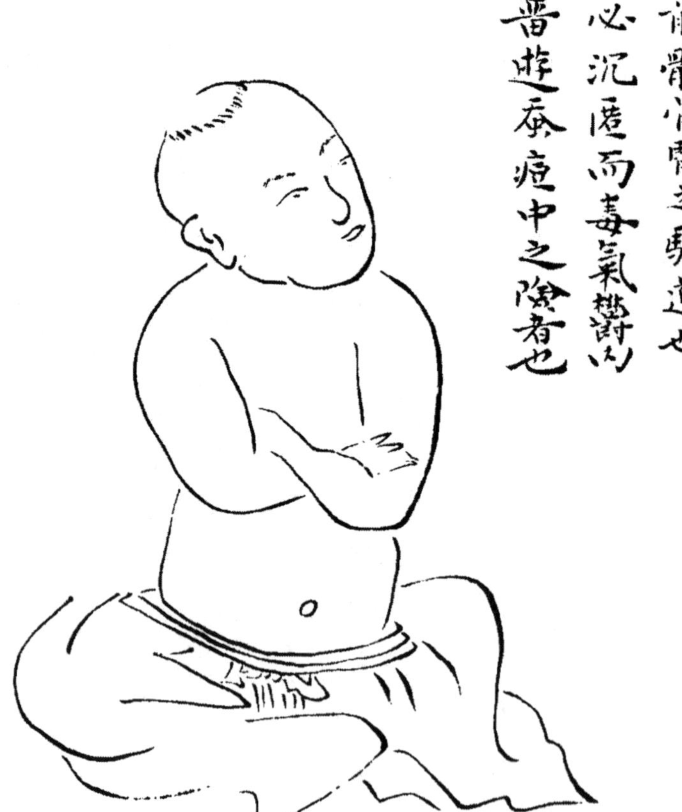

五經痘之形圖

指稍冷氷兮痘必重於陰竅　未痘之先肢体俱熱而手足指稍如氷冷則知痘形於背後五竅之處必稠密而重乃天元耗爍乃陽明不能充托出之兆也

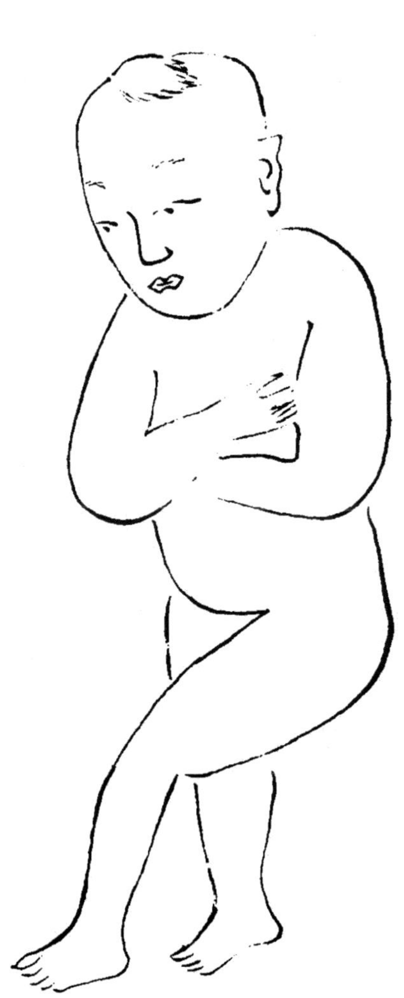

頭痛流汗兮毒自消于上池　痘未形而頭痛不可忍汗流不肯止痘必罷於心經而梟炎之毒不潛匿於下而自消於上焦之陽池也

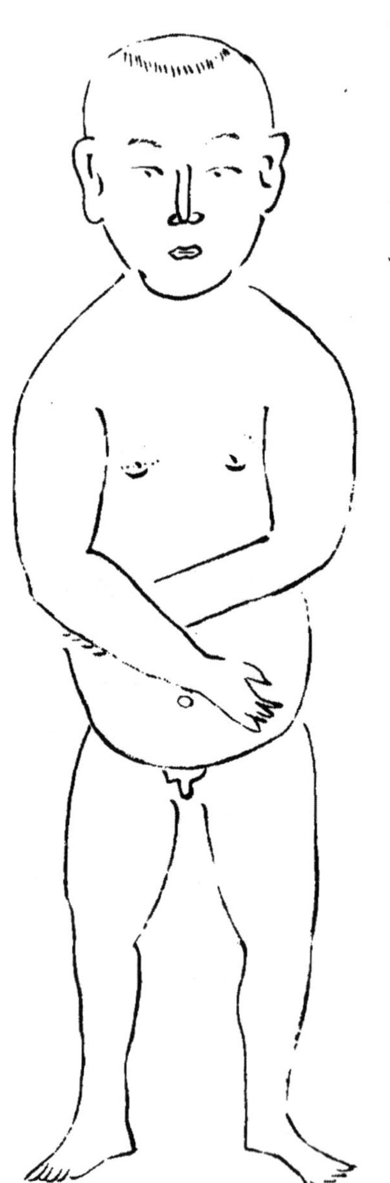

兩倉豐浥五經自如　食倉祿倉兩處痘形於此而囊窠豐厚明溢則知氣血資養水火既濟脾胃不失其職五經皆裕如也

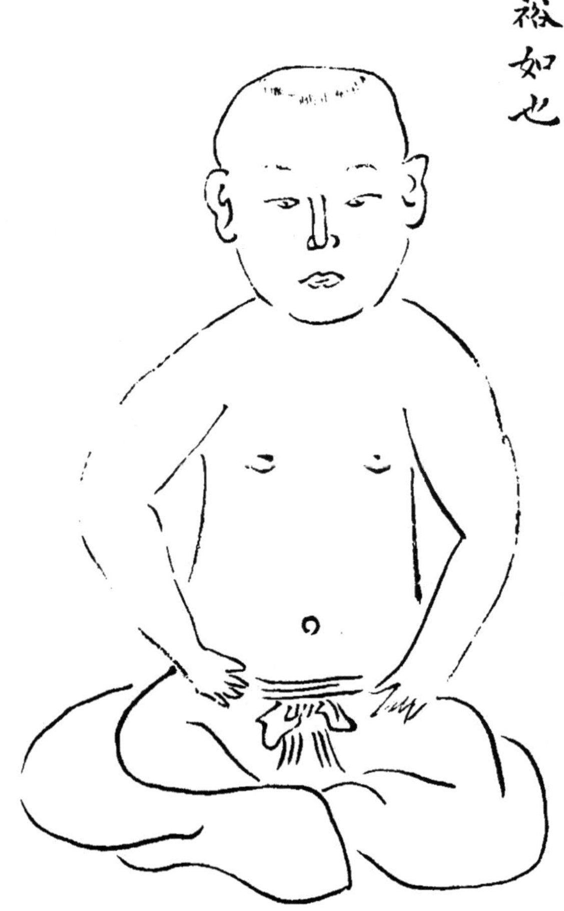

淩霞明暢六府无虧　彩霞繁霞而處
痘形於此而囊橐紅活明暢則氣血充
裕天元得养而六府皆无虧矣

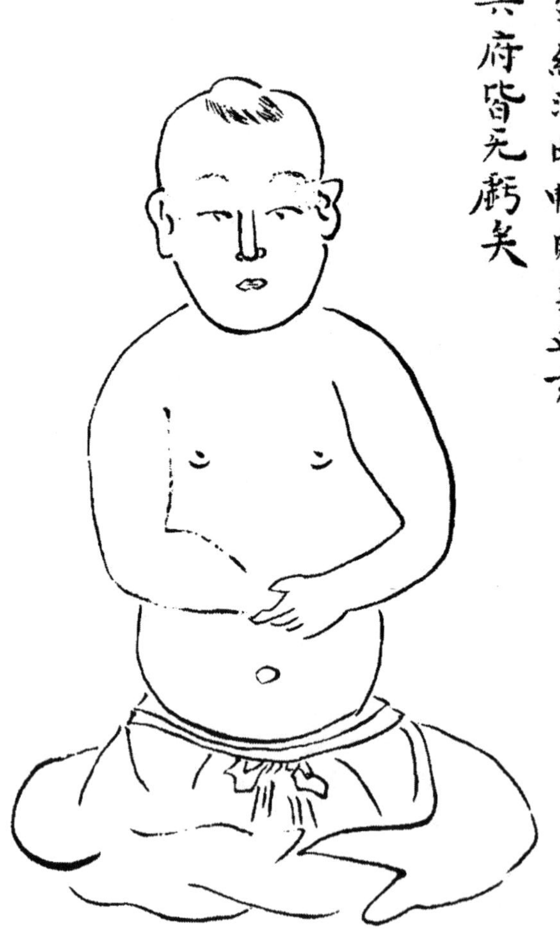

諸痘未起而眼角先黄木未霜而脱葉　而眼角俱屬於肝〻屬木若上下身之痘俱未起脹而眼角之痘先澄漿蠟此非正黄也尤木之未經霜而葉遂脱此因氣血不能滋浥故青陽之地先黄大凶

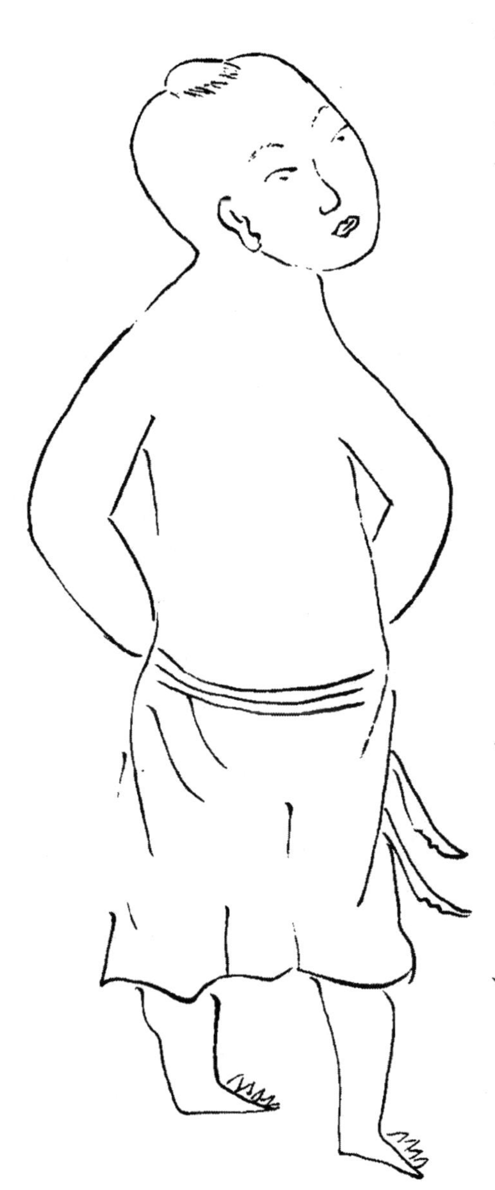

標狀元于三鎮福地争先　天庭地閣鳳準三鎮也
此陰陽互爲其根若痘標形于三鎮各一粒則氣血
滋恭熱毒尽觧故名狀元最難得也

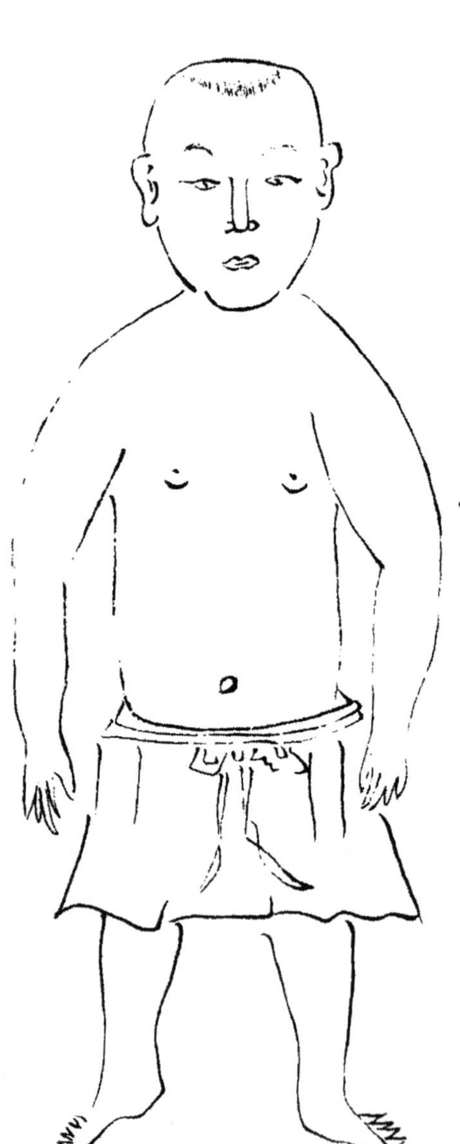

列北斗於五岳神天普曜　若痘標形時兩顴各一粒鼻準一粒地閣一粒司空分綴三粒是名列北斗于五岳其痘明朗英麗則天元充溢氣血滋潤為神天普曜痘之上吉者

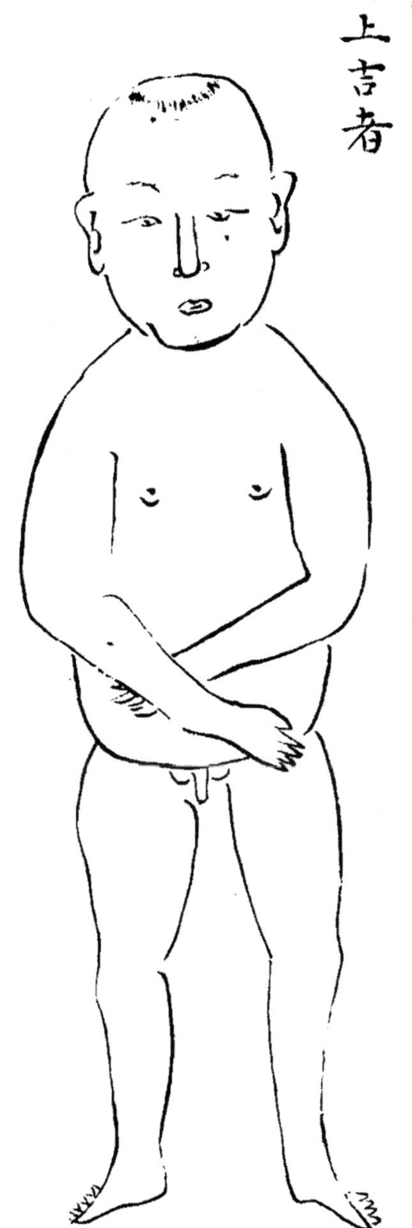

背似撒麻須眺上方毒白　背後乃五經竅穴所屬痘形稠密如麻種之撒于上則知痘毒匿於三陰而頭額之間如炉中之灰色上方自毒白矣大凶

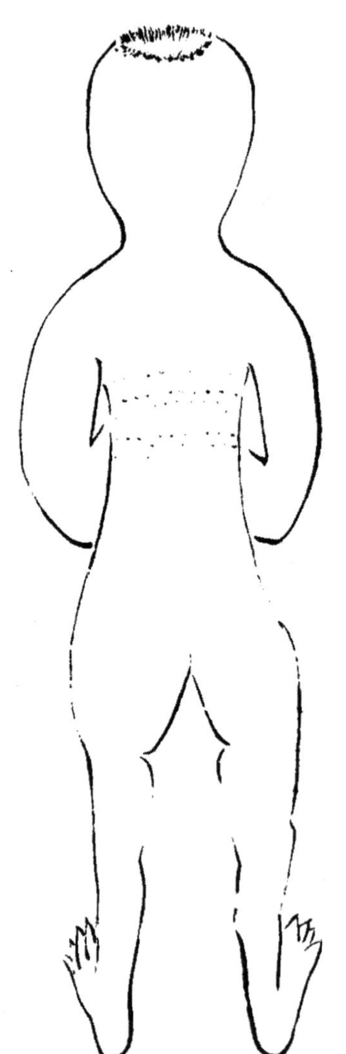

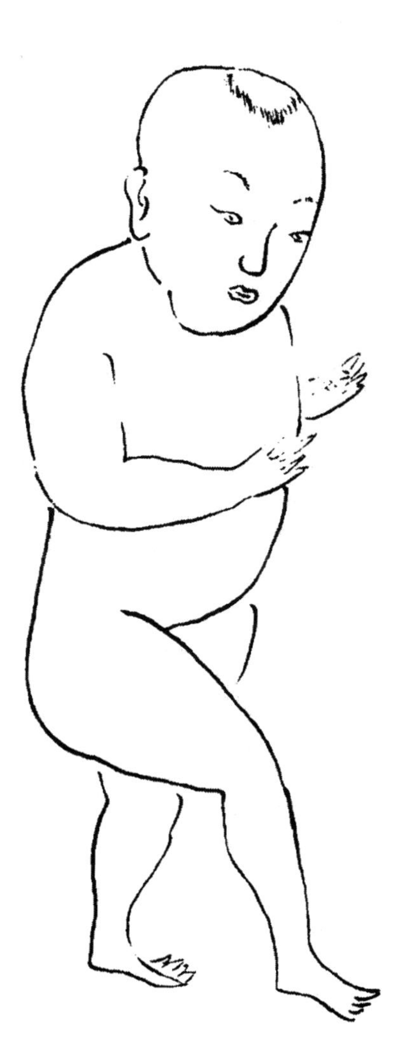

虎口疊錢分一揑何能起粤　兩手虎口痘形如疊錢樣則陽明不能以恢擴氣血自致扵損傷一揑之多熱毒沉匿焉能起粤而振翼也

魚尾拖鈴勺水自难活潑　而背拖魚尾痘形連塊慮泡是爲魚尾拖鈴此乃梟炎冲激一勺之水爲能活潑而致潤澤也急宜救治

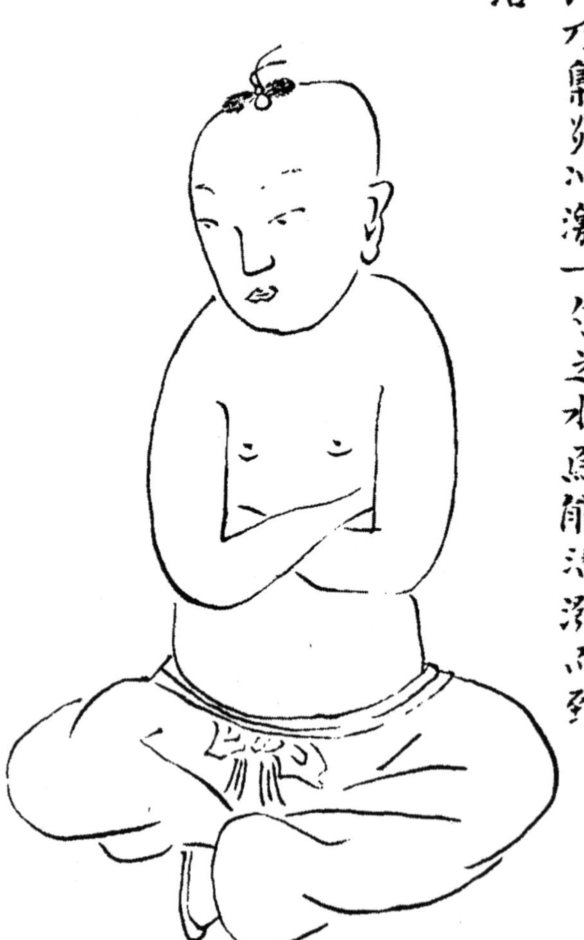

欲知兩液聚蜂蟄但看臉底形焦　痘犯心肝二經則兩脇之下結成疔毒如蜂螫之聚于內須看兩臉底之痘如何若其形焦黑疔必生兩脇矣

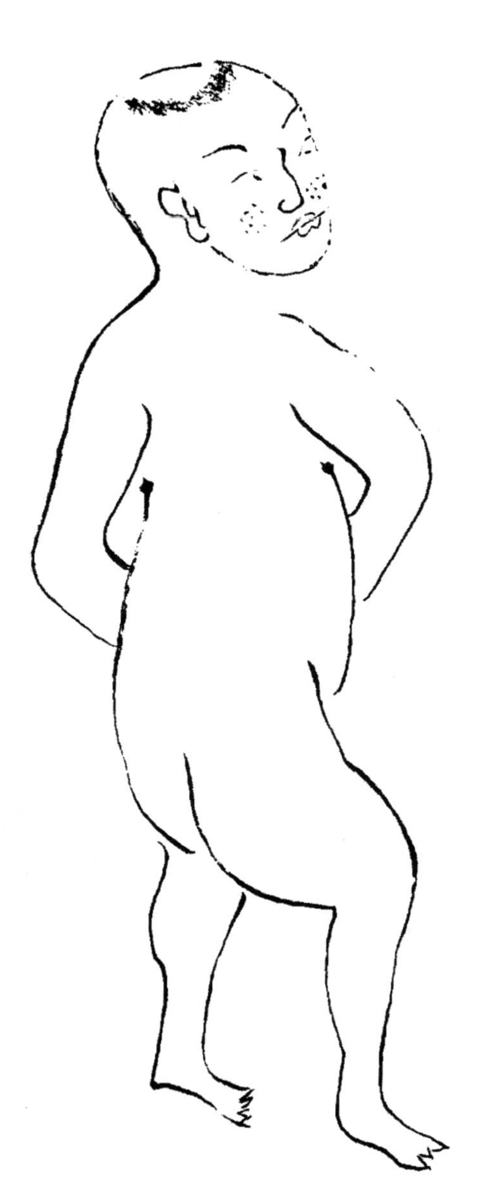

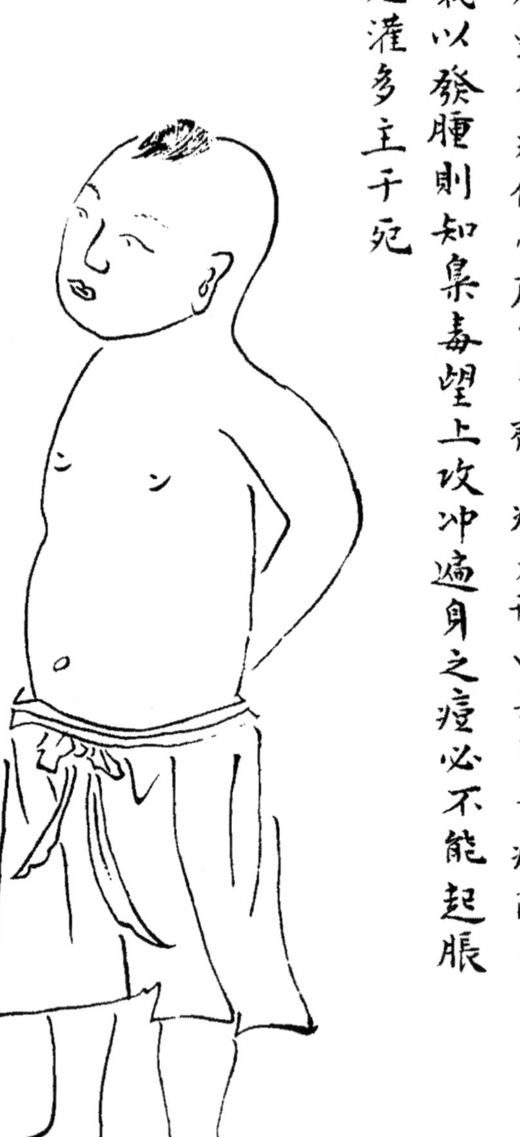

頬頸作瘻何必盧家覔劑　瘡見形而頬頸之瘻隨毒氣以發腫則知梟毒壅上攻冲遍身之瘡必不能起脹充灌多主于死

搐日月于掌心忌纏被泡

痘先出于左掌心為搐日右掌心為搐月則知痘毒湊集于手足軸内被泡纏縈乃痘攔之所忌者急用藥治之

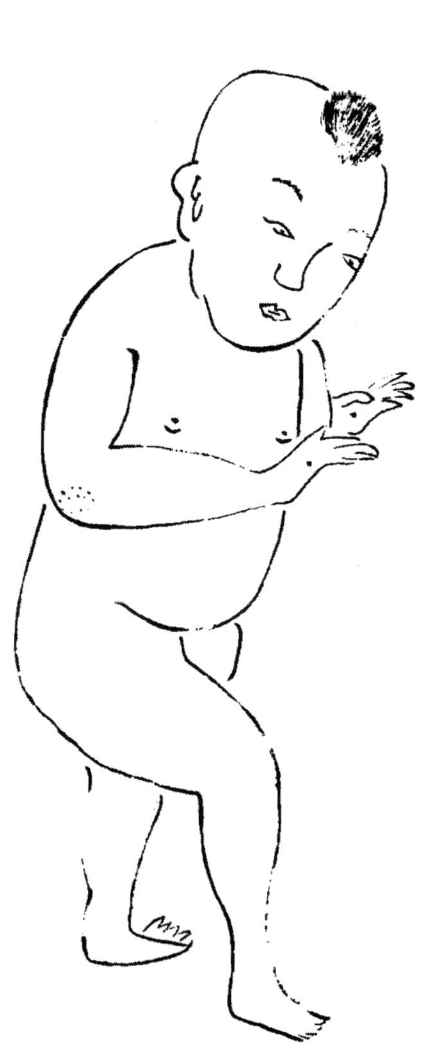

血盆鯉梗逐歲亡 細覌鼻赤 兩足大股肉垂是血會聚之盆也此處結鯉魚梗一帶紅腫恶痛細覌眉心準鼻之間必有赤紋盤絆速解毒可也

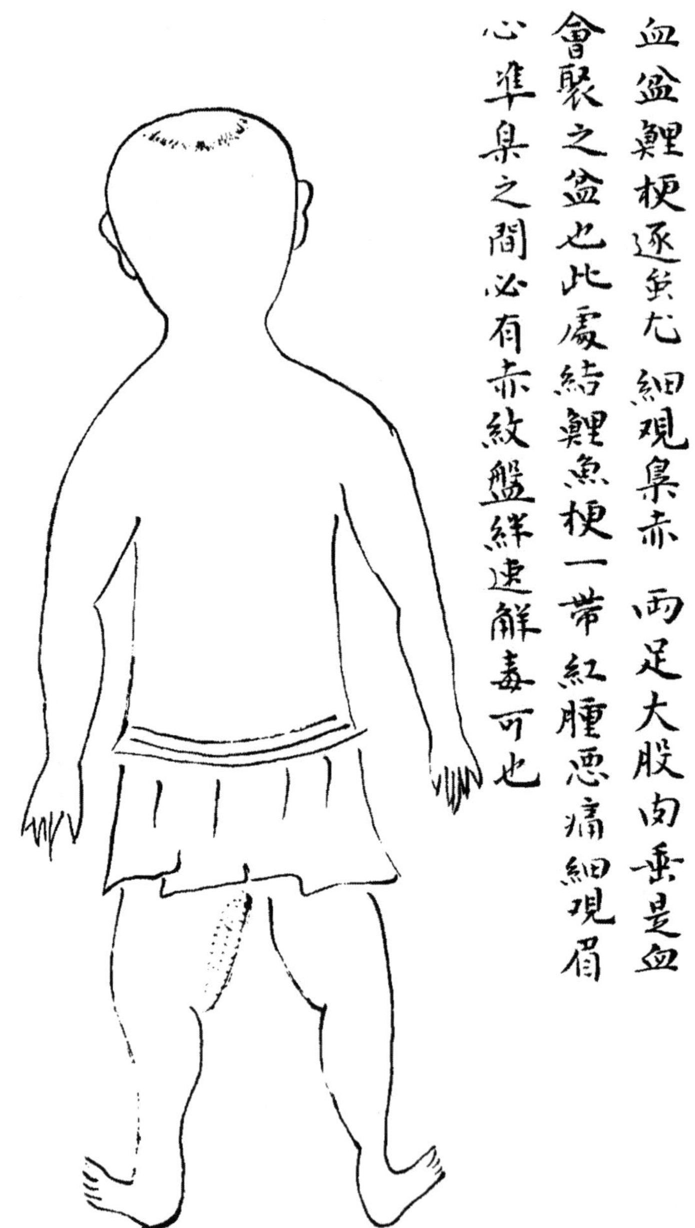

肛門墜石腫燒榴速治丹田　若痘標二日而尾閭後肛門如墜石之重滯紅腫如火燒石榴則知脾土虛耗腎水不能相資故宜速治丹田元氣充固庶可保生

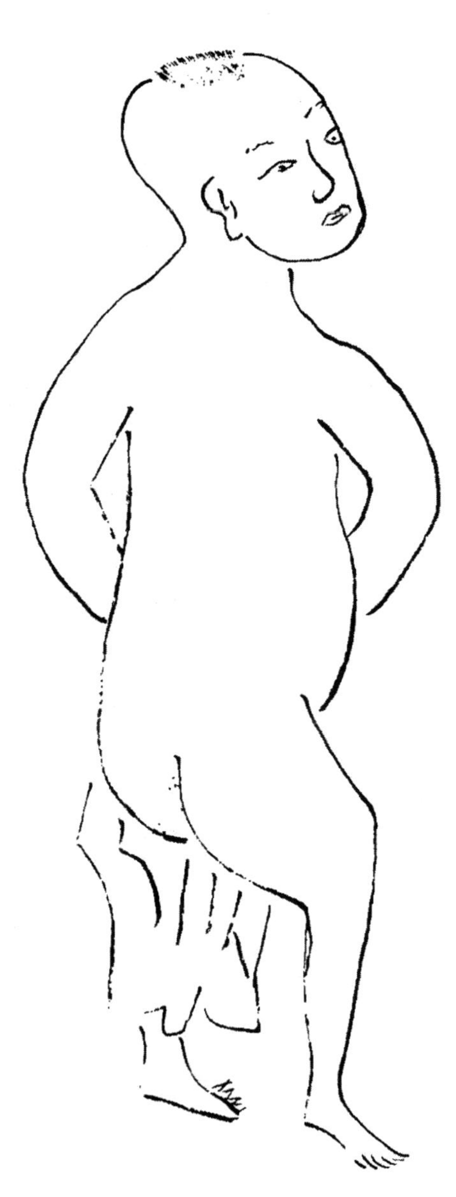

莫誇浪裡魚舟撐過海尋着源頭　至十七八歲出痘者則身破天元已損如浪裡魚舟甚可畏也如尋着源頭而得天真之完固痘如高峻囊漿充灌為全美矣險處得生如撐過海也仔細調治

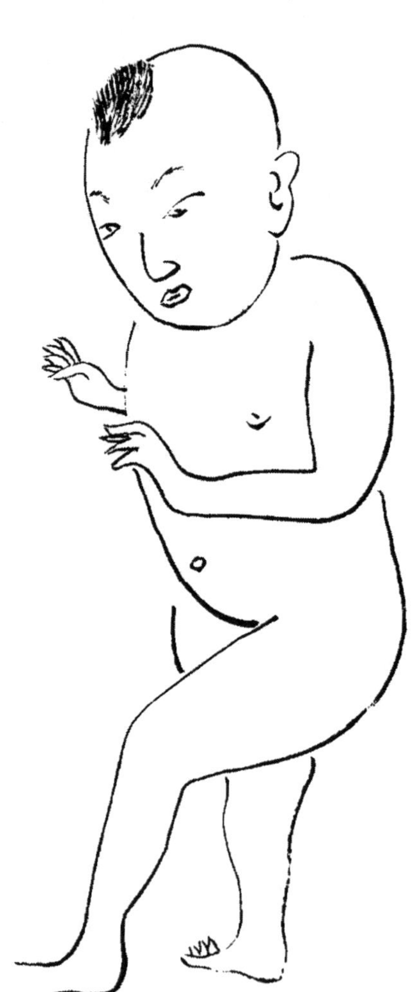

競慕紙䐽小鼓得輕敲厚培元本　週歲已前或
幾个月名為紙䐽小鼓痘若鼻峻紅活尤希鼓得
以輕敲然必厚培元本而不至破損可也

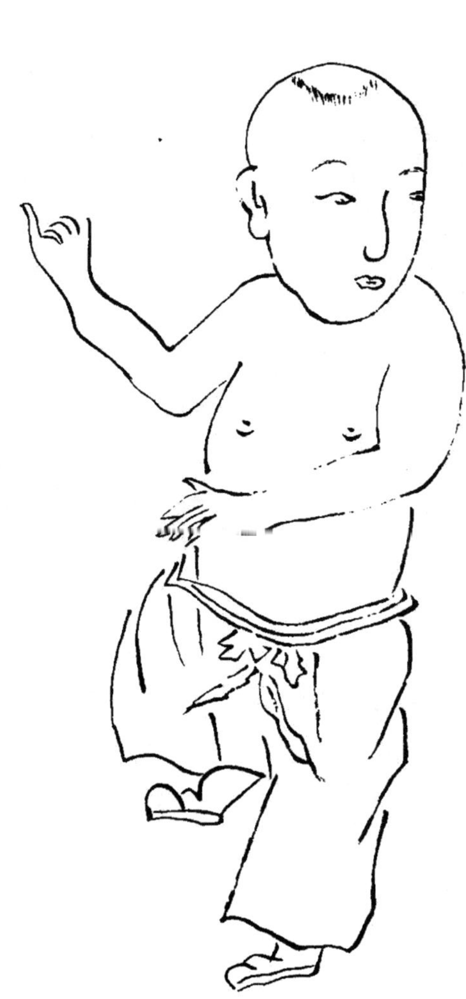

暗投鬼箭兮當睛驚而不入　小兒發熱一日遂見點名曰鬼箭若身火熾譫語驚厥數次則熱毒透肌絡而梟毒奔逐是極美之痘鬼箭射不入身不足慮也否則必爲死痘矣

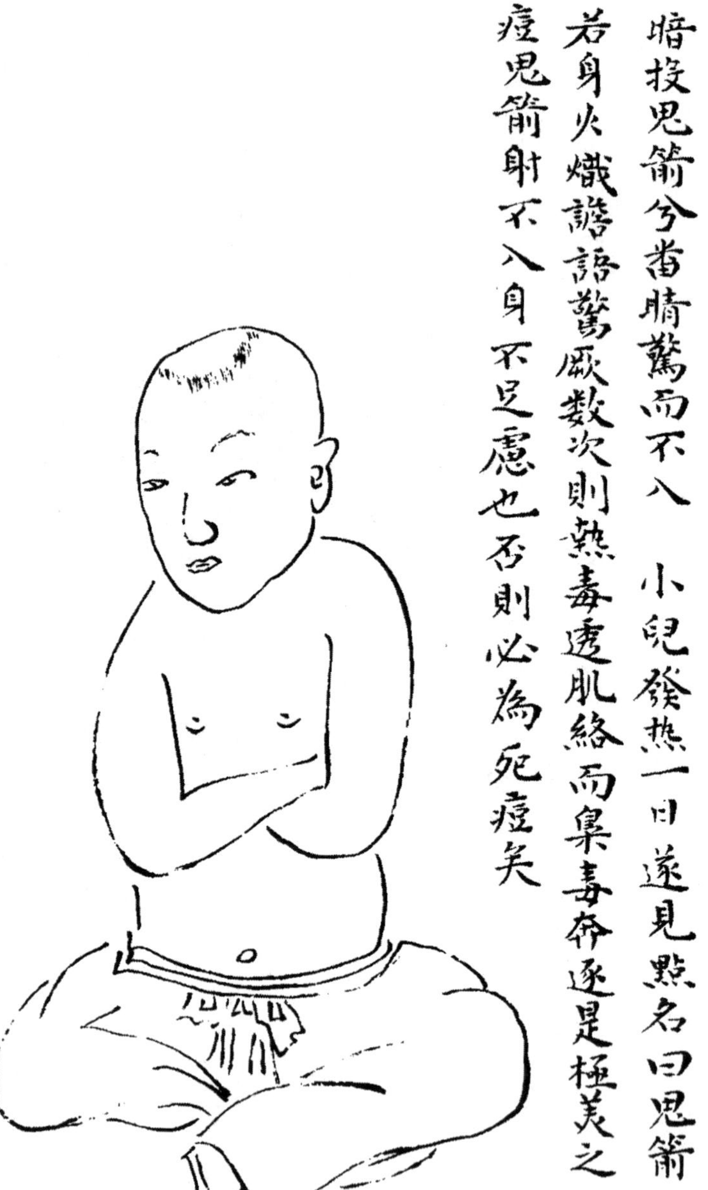

十三歲兒出痘名時值藥餌兮賦畀囂漓而反賊

為藥餌若元氣敦厚可與全美若賦畀囂漓而氣血不能滋浥則梟毒攻敵及至於戕賊矣

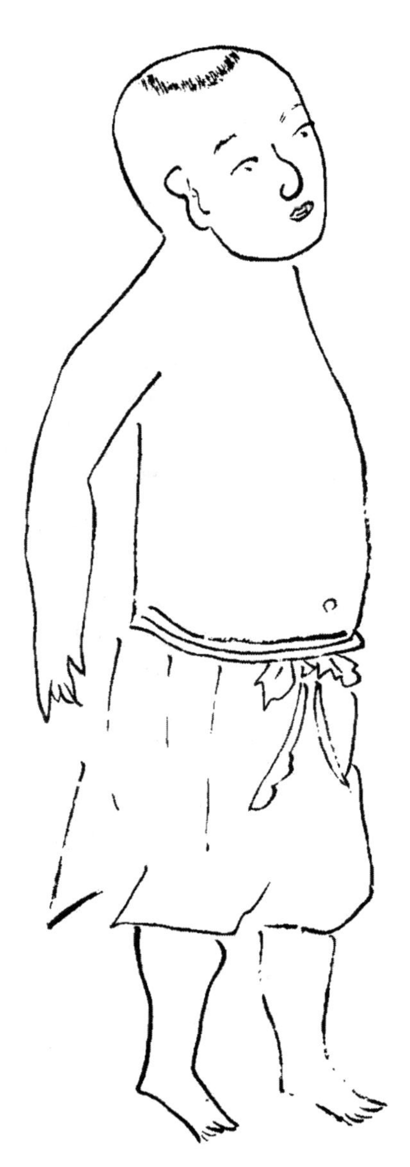

八門齊擁兮森羅刀戟　赤帝五將青陽玄武
肅殺炎車黄帝正維八門也痘若一齊擁出則
毒峻勢凶如刀戟森羅於内勢必至殺傷大凶

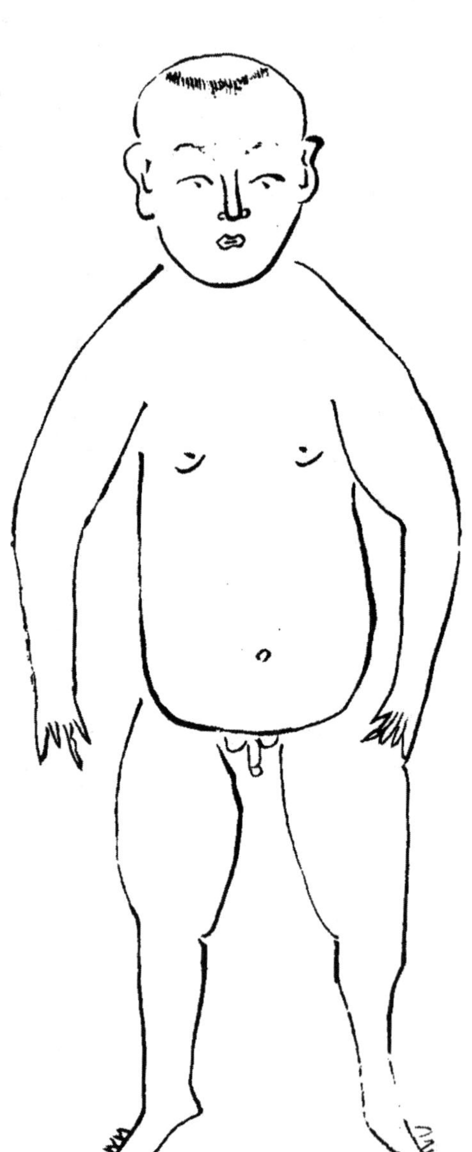

六欄次序分奇英露浥　而臬鳴而榮端而顴峯而乳浮而金戈而盆覆中脘龍揆髓脊此痘經之欄也如六經之欄痘次序漸進不借上不陵下則氣順而道正其痘必布朗天元滋養如奇花浥露而美麗也

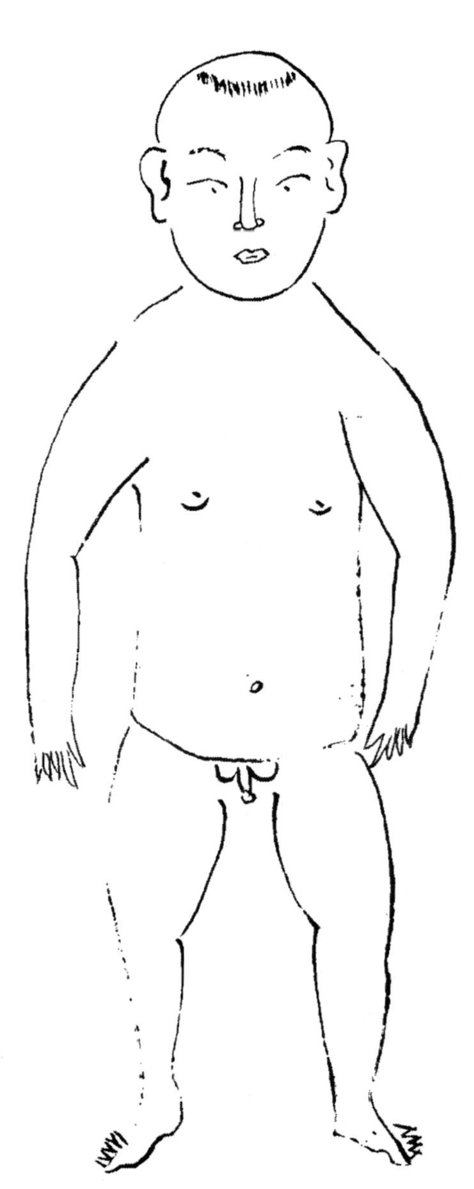

膝寧建疔兮脚筋直　兩膝下結成煅疔伏於人所不見之處則脚筋抽直疼痛不能舒暢必善治之可也

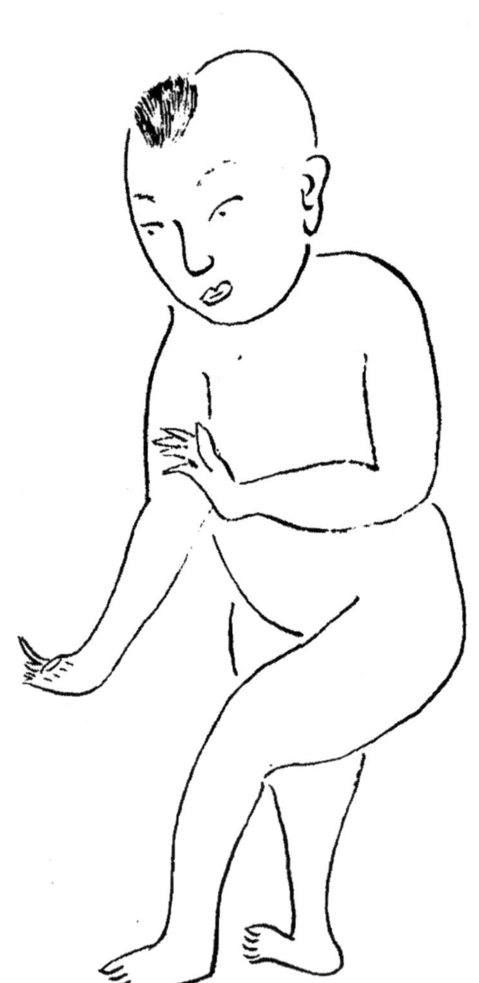

按湧陵之窂垊芍知貔貅之透足　痘四五日而湧泉陰陵之地餅垊窂結焦紫不峻則知梟炎之毒透徹於足勢之凶裂如貔貅之猛也

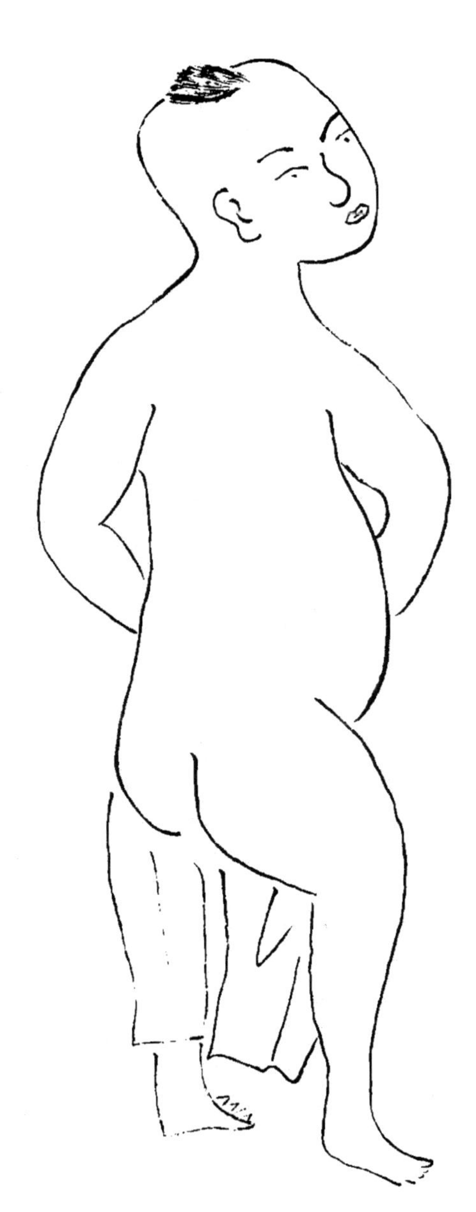

觀天柱之垂折兮諳精神之还壁　痘標三四日而天柱骨垂折是為俯首承花〻不艷痘勢必灰煤白色不能振發而陽絶于中也元氣濤精神不能守舍而完壁矣

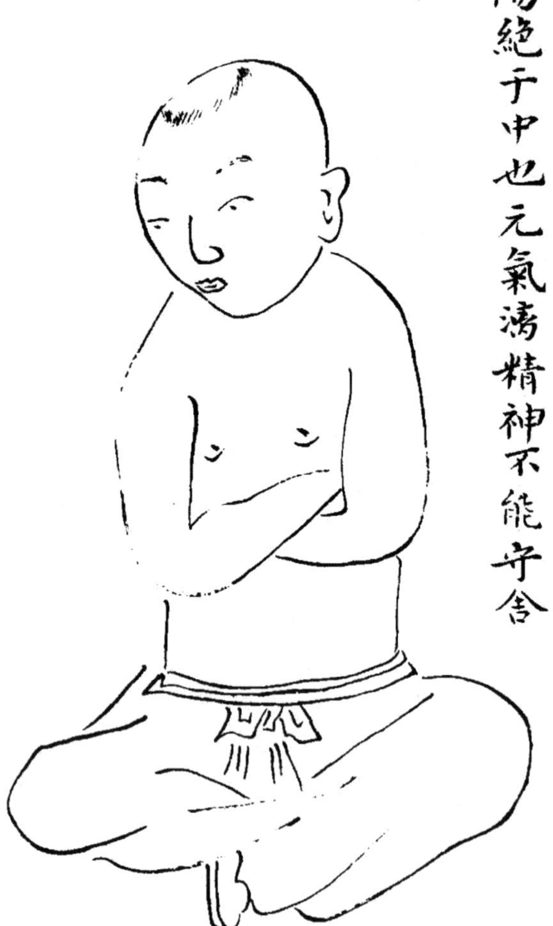

兩脇疊椒兮腸鳴熱極　痘見形而兩肋間疊見椒色則知腹內必腸鳴而脾土已潰身中熱極淫火內攻而痘焦枯矣

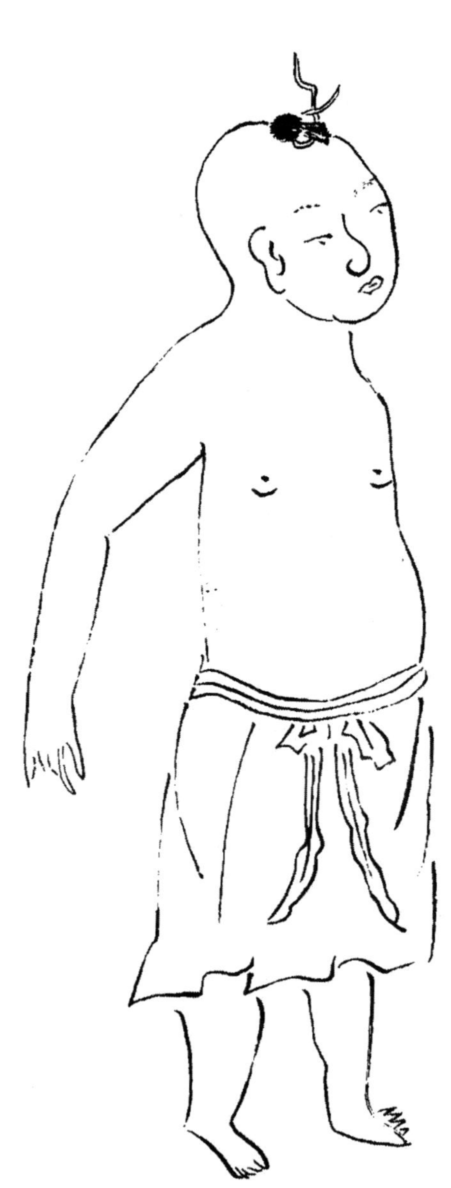

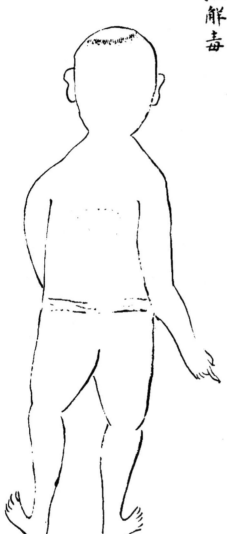

五窬撒網兮頭多臉赤痘見形　而背後五窬密布如撒網相似此為陰凝而陽罩頭額之痘必多倍於下而臉之色必帶赤而不正矣急宜清熱解毒

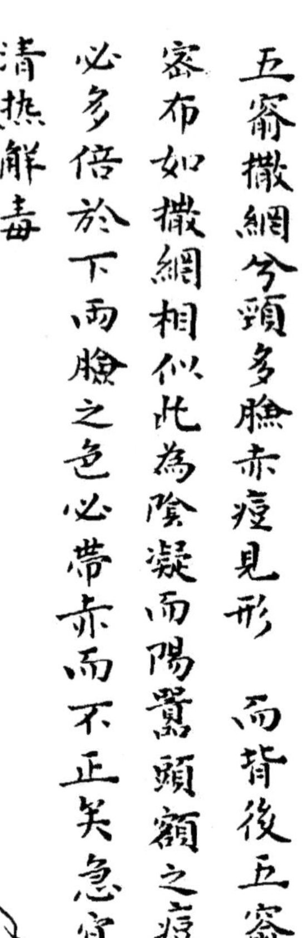

七朝結鯉梗於血池雖空房而可積　痘至七朝諸痘囊不充灌而股血池一帶結起鯉魚梗腫痛則痘毒會注於此而不上衝於心囊雖空而尚可翕膿也

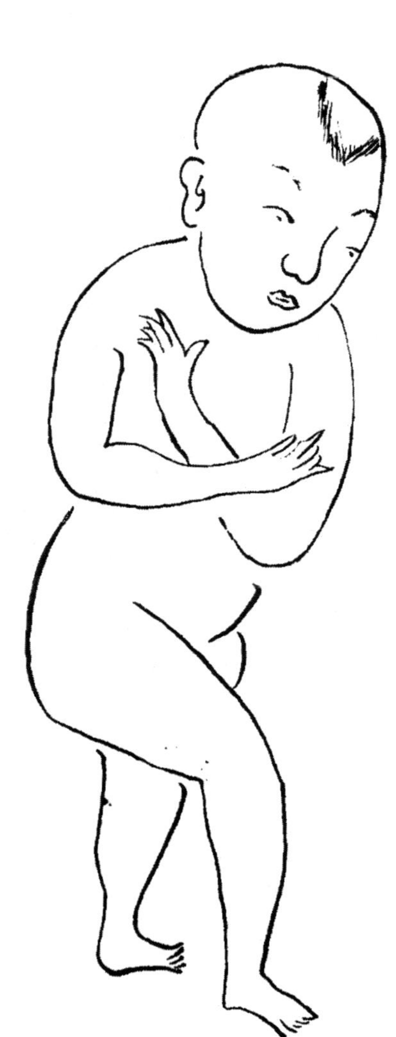

下灌上罯分曰麋麟麋麟視其背座　下體俱灌漿而美上焦頭面罯薄不能充灌曰麋麟蓋麟者以其下痘之貴重如麟也必視其背座之痘如何稀朗可生稠密必死

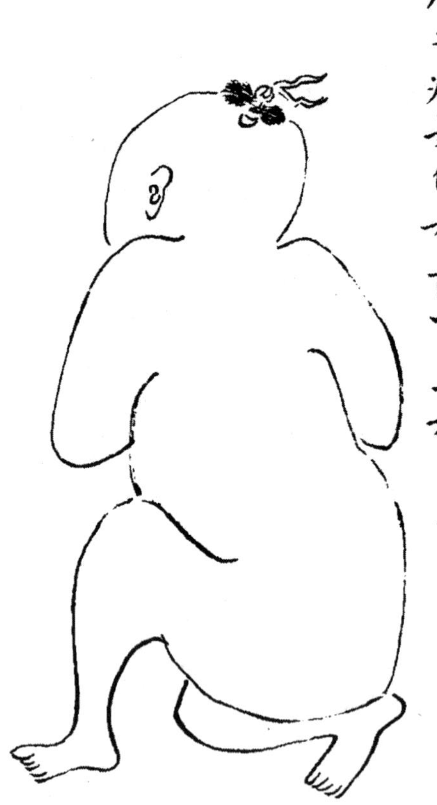

上灌下罵分曰鍊鏑々在于額石　痘若頭面上充灌飽滿而下身之痘罵薄不能翁濃曰鍊鏑蓋鏑者如刀劍之鋒利也必驗其額石之痘何如稀朗可生伏匿必死

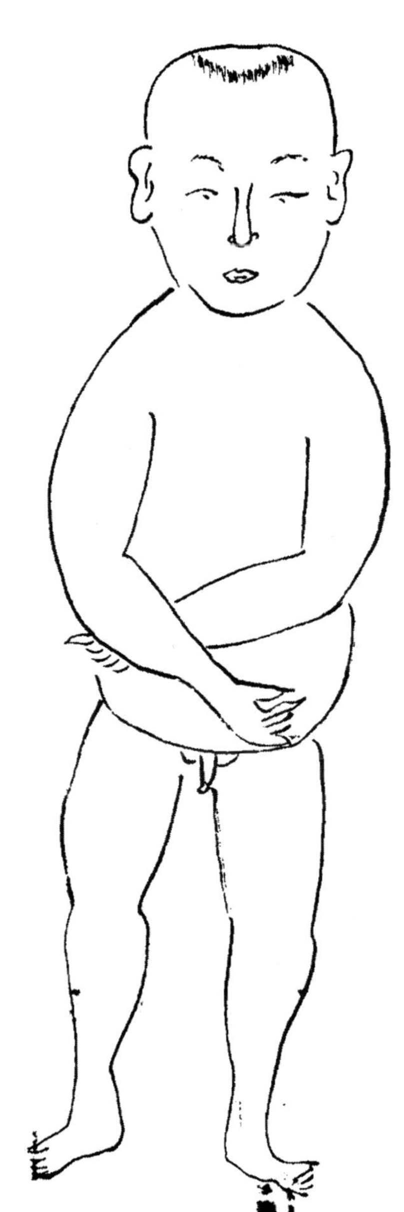

急慢驚風一卷

不著撰者
清咸豐六年（一八五六）抄本

急慢驚風一卷

本書爲中醫兒科推拿專著。不著撰者。約成書於清咸豐六年（一八五六）。根據清夏鼎（字禹鑄，清代醫家，精擅小兒科之推拿正骨，以及小兒驚風之治療）《幼科鐵鏡》中論述推拿治療小兒急慢驚風的内容摘編而成。書中主要輯録了推拿原理及具體操作方法，并附示意圖，詳明各種補瀉推拿方法及燈火灸急救法。

急慢驚風

此
咸豐柒年三月中祖
霞鑫抄録
書

此
咸豐陸年三月中祖
霞鑫抄録
書

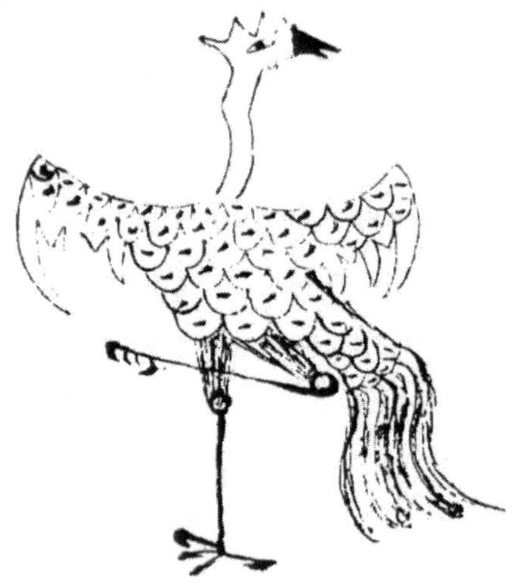

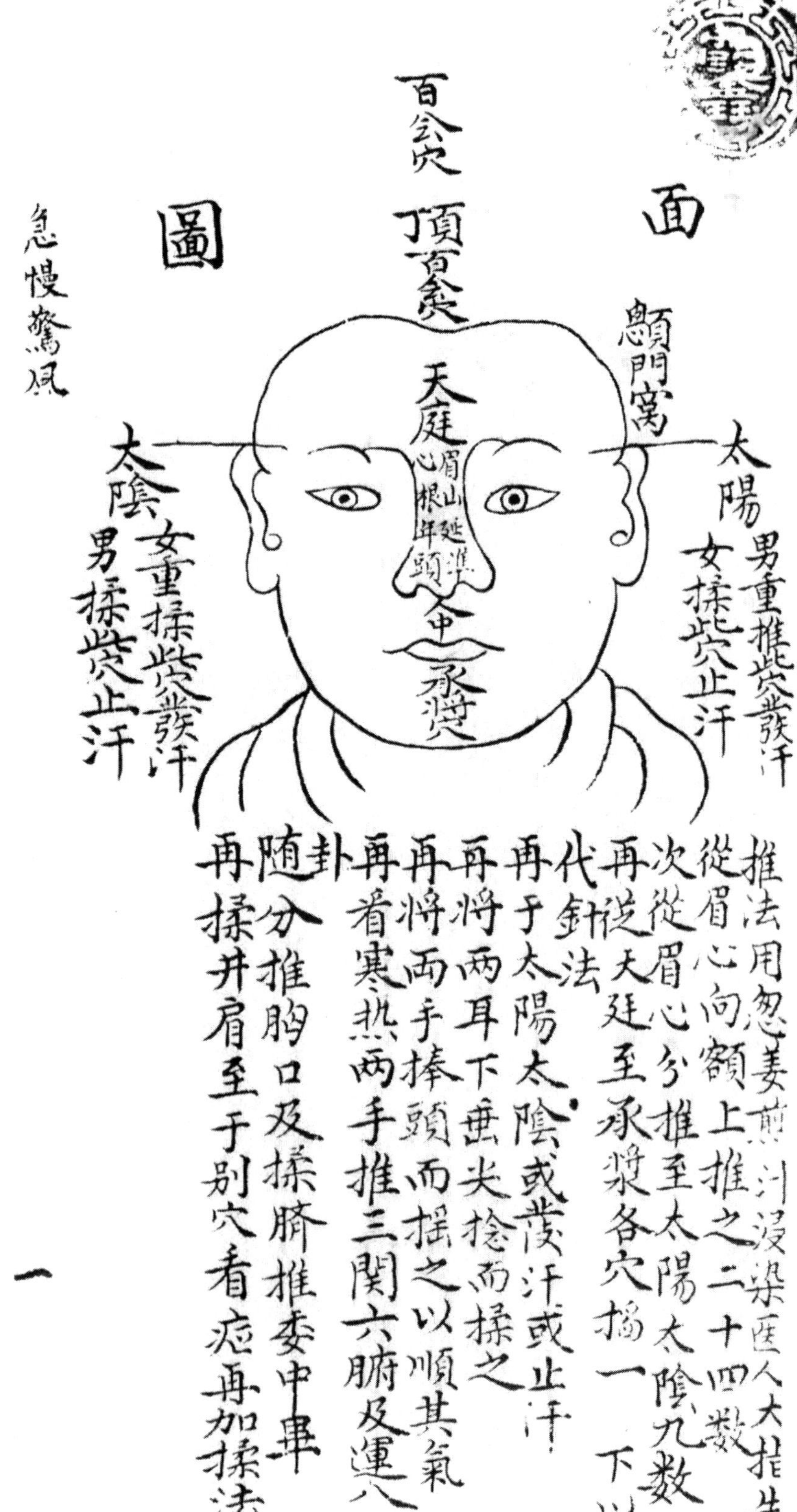

推法用葱姜煎汁浸染医人大指先從眉心向額上推之二十四数次從眉心分推至太陽太陰九数再從天廷至承漿各穴掐一下以代針法

再于太陽太陰或發汗或止汗

再將兩耳下垂尖捻而揉之

再將兩手捧頭而摇之以順其氣

再看寒热兩手推三関六腑及運八卦

隨分推胸口及揉臍推委中畢

再揉井肩至于别穴看症再加揉法

手掌正面圖

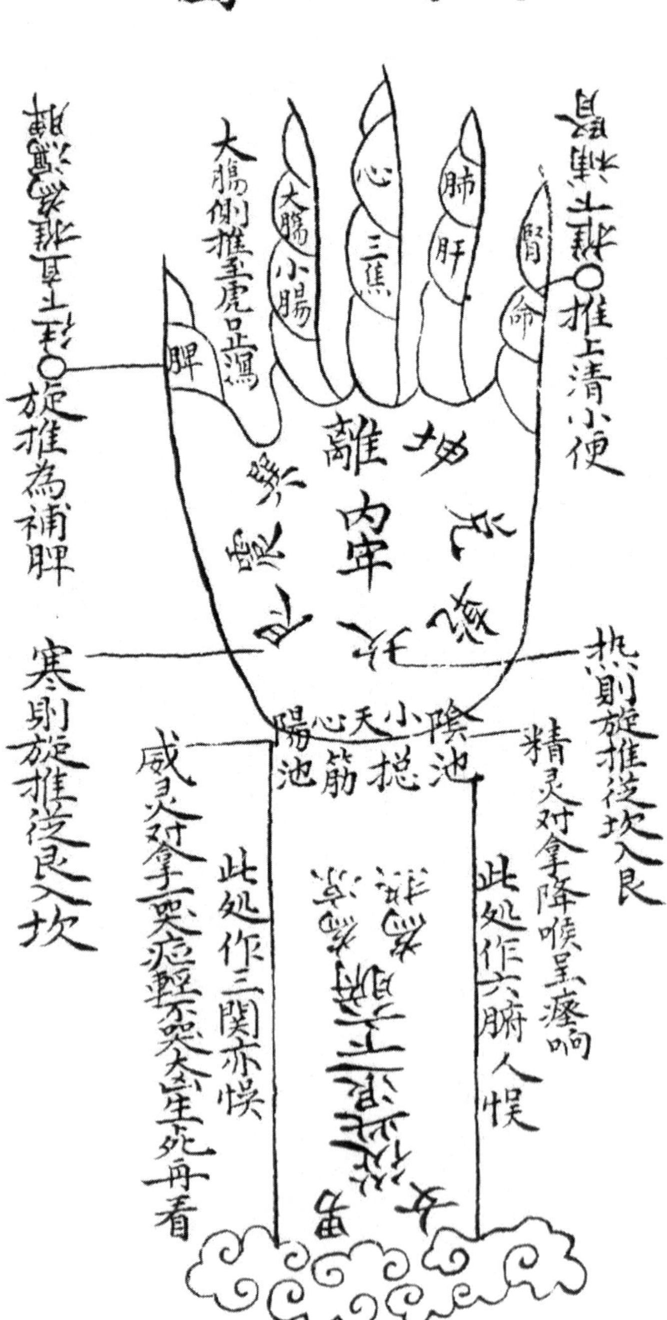
大腸側推至虎口為瀉
大腸
小腸
心
三焦
肺
肝
腎
命
脾
旋推為補脾
推上清小便
離
內牢
寒則旋推從艮入坎
熱則旋推從坎入艮
陽池
心
天
小
陰池
筋
揔
威靈穴對拿要症輕不哭大哭生死再看
此處作三關亦惧
此處作六腑人惧
精灵对拿降喉呈瘮响

推三關退六腑運八卦男女俱在左手人以爲男左女右獨不思右掌無八卦若亦有八卦則震居西兑居東艮居乾坤居巽豈後天八卦之定理而爲女子之推拿遂變其位置耶况男女心肝腎脉俱在左手若女以右手爲左則心肝諸脉可在右手否

晃眼翻上者將大指甲在小天心向掌心下掐即平

晃眼翻下者將大指甲在小天心向總筋上掐即平

急慢驚風　二

手掌正面圖

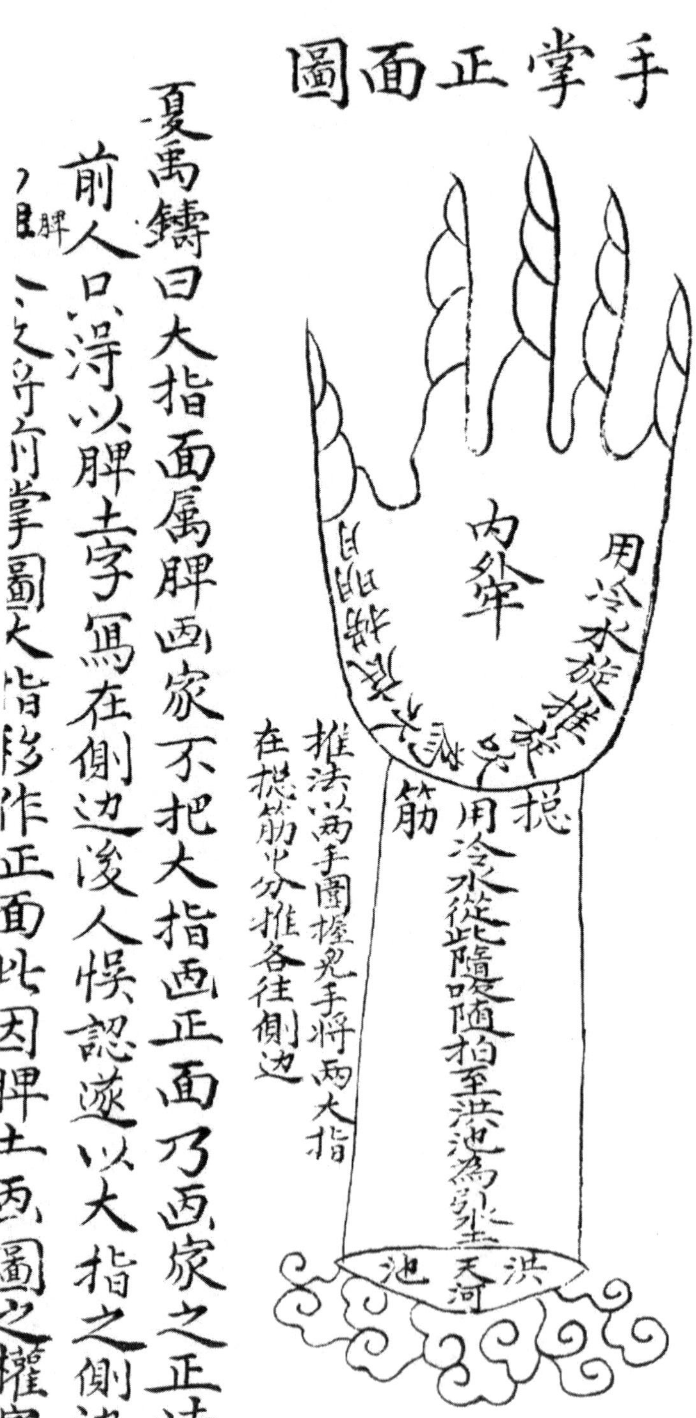

夏禹鑄曰大指面屬脾西家不把大指西正面乃西家之正法前人只將以脾土字寫在側边後人悞認遂以大指之側边乃臣脾一之分前掌圖大指移作正面比因脾土西圖之權宜

又因口訣有言脾土曲為補直為瀉推見有曲字便把兒指一曲着側面居正面故愈以側面為脾那曉得曲補之説曲者旋也手指正面旋推為補直推至指甲為瀉此前人一字之訛遂成流弊莫救令人推之不効皆由穴之不真前人傳之已悮後人幸勿再悮

老龍穴

五指節

少商穴

外勞

後溪

男
女
從此推上三関

為熱為補

為涼為瀉

夏禹鑄曰五指尖稍俱屬下前人作上悞矣譬諸艸木根是本稍為末末下也不辨可知前人又每以右足為右又足獨不想到

人在堂屋中朝上坐却是西边為左边如此明白顯易道理有甚疑乎　男左手直骨正面為六腑乃血分退下則血行陰動故為寒為涼其兩边側裡屬陽陽氣陰血交界之地以此処作三関六腑推之氣血無所適從補瀉何可合用　三関陽也何女以推上為寒為涼所謂陽極陰生是也女陰道故女從陰生處推之六腑陰也何女以推下為熱為補所謂陰極住陽是也故女從陽生処推之

訣曰腎水一經與後溪推上為清下補之小便閉赤清之妙腎虛便少補為宜　禹鋳曰四臟俱推上為補下為瀉何腎

与四臟相反盖四臟居一身之上而腎居下腎虚則推四臟之氣往下以滋腎為補腎水混濁則小便閉赤若往下推則閉愈甚一往上提疏通水道而小便自清故曰推上為清此上下清補有異若不發明上下之理恐人疑推腎之上下兩字有訛則貽害不浅故識之

合骨虎口二穴圖

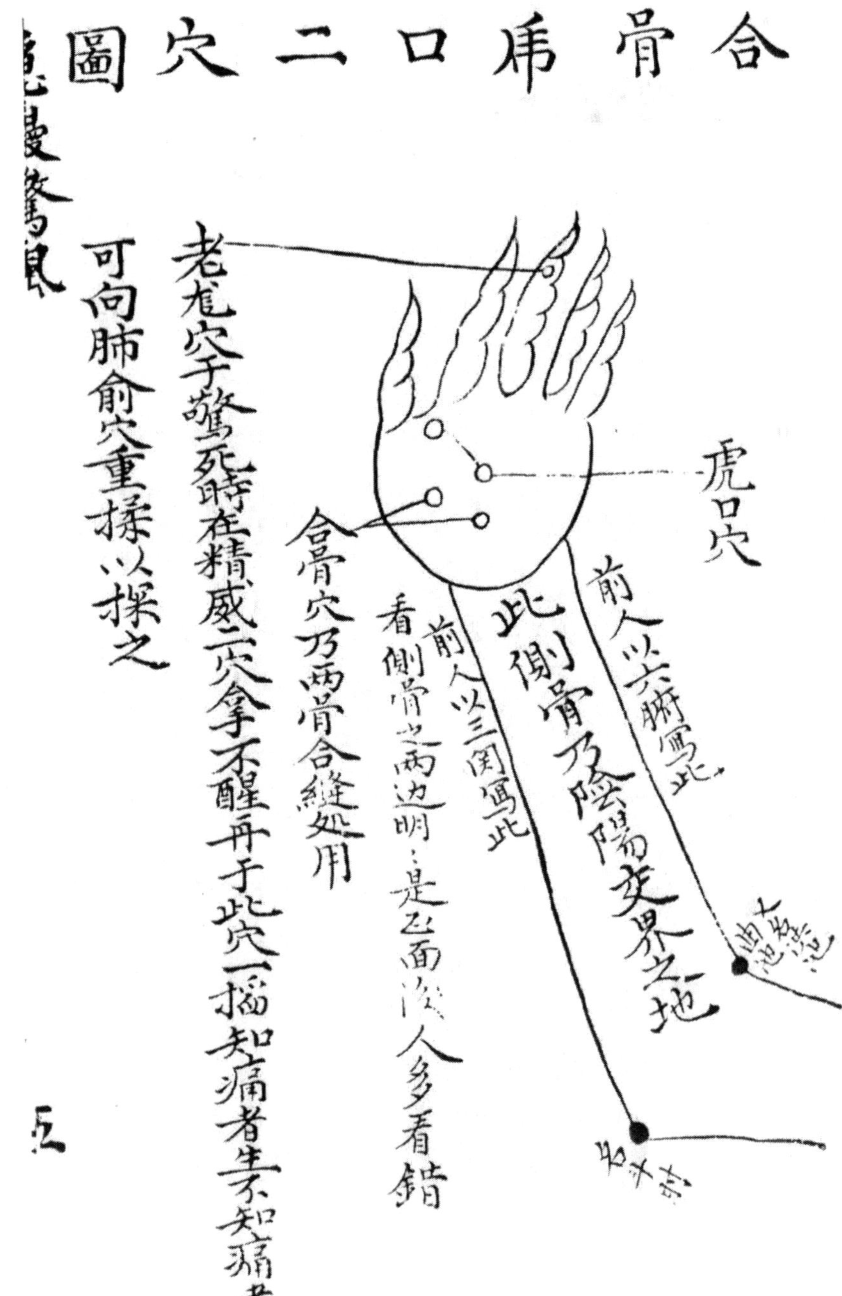

急慢驚風
老龍穴于驚死時在精威二穴拿不醒再于此穴一掐知痛者生不知痛者死
可向肺俞穴重揉以揉之
合骨穴乃两骨合縫処用
虎口穴
此側骨乃陰陽交界之地
前人以六腑寫此
前人以三関寫此
看側骨之两边明明是正面後人多看錯

禹鑄曰前人曰合骨穴故画側手圖只能画一面不能画三面故以三関六腑寫在兩边按圖雖在兩边而推画圖之情兩边原是正面後人不体其情以側手圖之側边遂挑為見手正面将側边作三関六腑不大可怪哉古人画圖繪穴想無不真多因彼讀書明理家為小道不足習習之者皆俗子庸夫不能揣情度理一差看了以訛傳訛相習不察余力闢前謬非易也由几番折肱体認得来的後之君子幸毋以妄誕目我

足圖

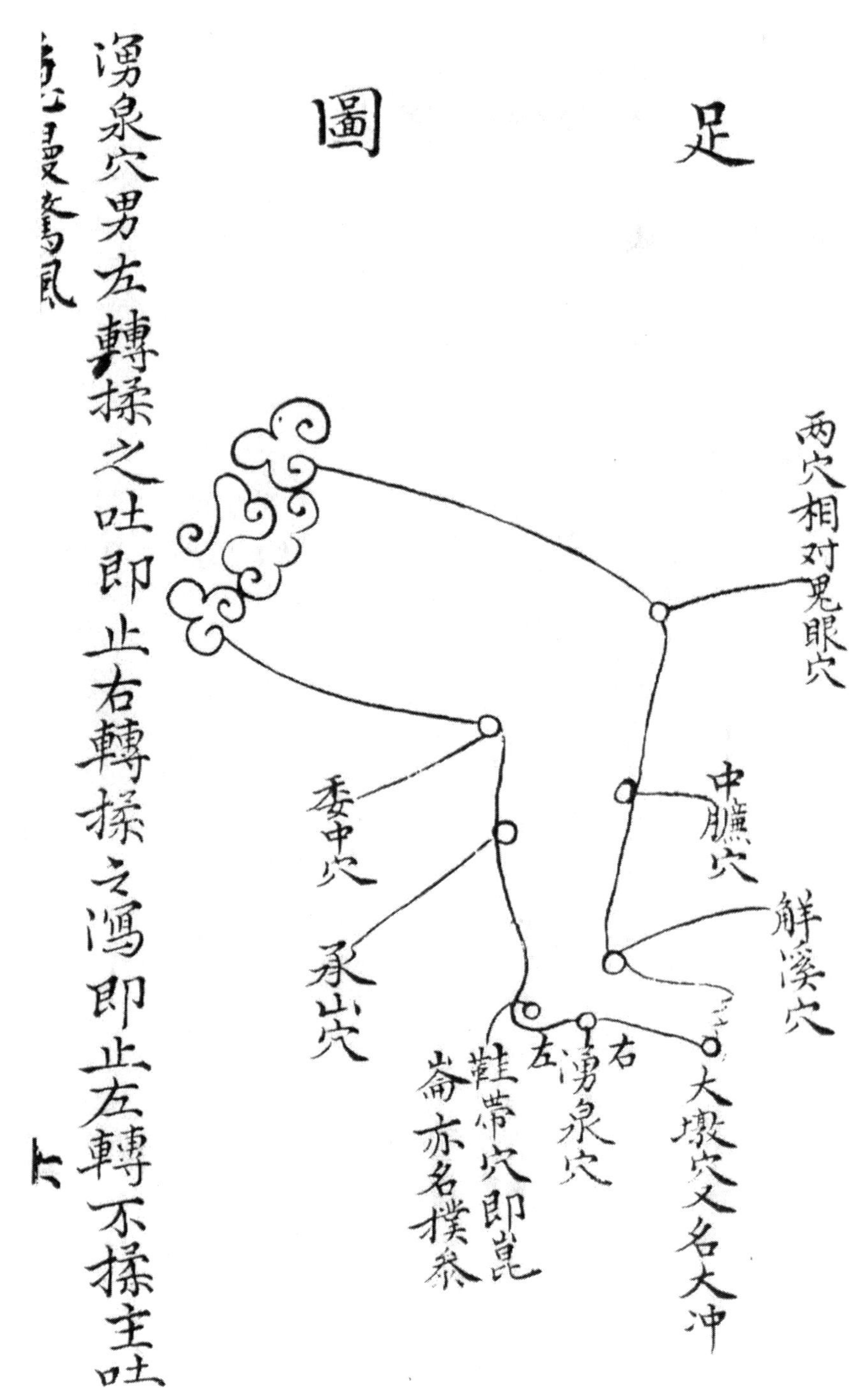

湧泉穴男左轉揉之吐即止右轉揉之瀉即止左轉不揉主吐

急慢驚風

右轉不揉主瀉女反是

驚來若急大墩穴拏之或鞋帶穴对拏如嬰兒弱死在大墩穴掐之無脉又在解溪穴再掐又無脉弱到二十分地位不必醫如兩處有脉即用人参一二分服之自醒不可多用恐弱不能受反加一死醫者知之

驚时若身往前撲即將委中穴向下掐住身便直若身向後仰即將膝上鬼眼穴向下掐住身即止

身面圖

九天玄女攜聖神咒咒曰神符將將符
神神我意我神靈神靈我意我意神靈
神指已到邪祟無形吾奉
九天玄女律令敕
咒畢以手拍擲百令炎漸重念四
下再掐中

慢驚風

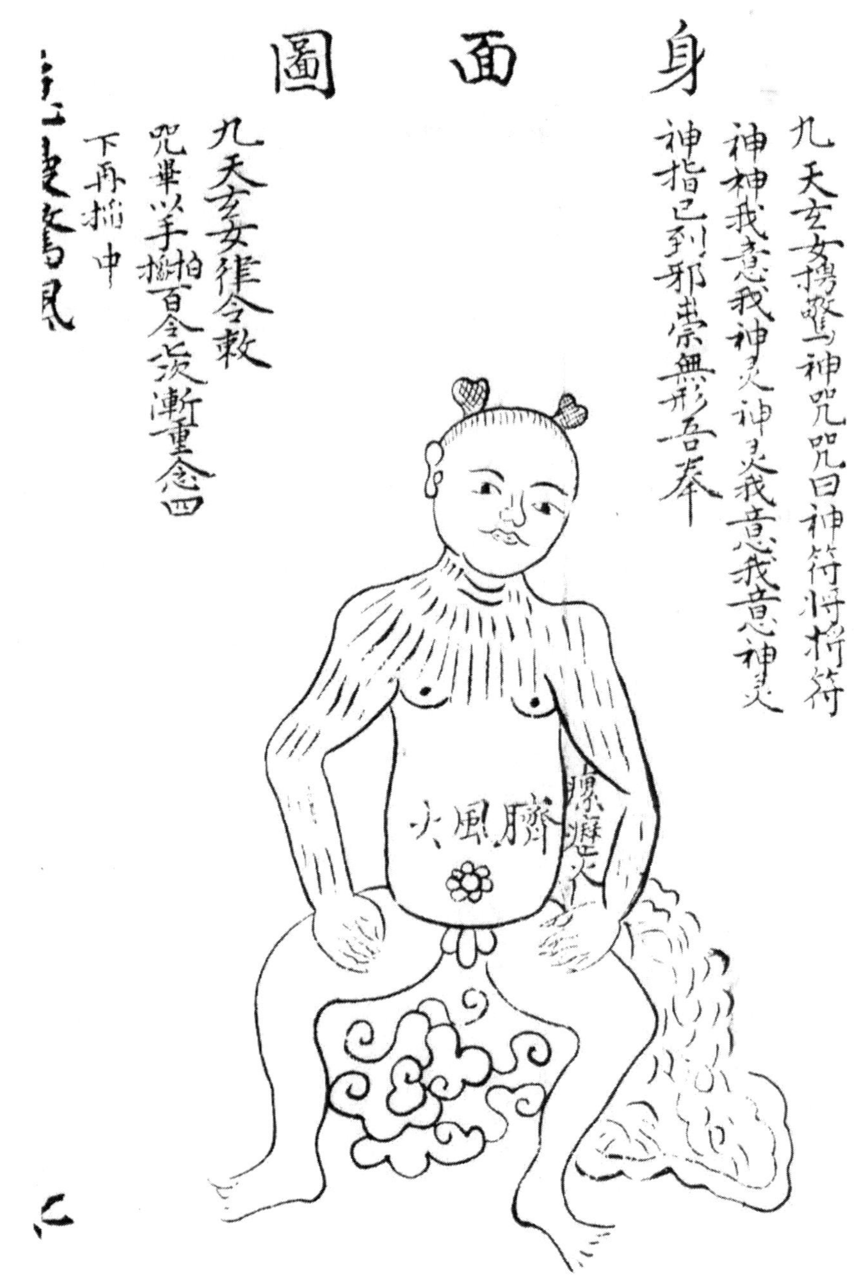

急慢[illegible]

推攢竹坎宮念七遍

咒雯𩃹咒

背

雷𩆐𩃎

圖

𩃠咒𩃗

夾車穴

夾車穴

肩井穴

肩井穴

骨

骨

肺俞

三節骨

瘰癧灯火式

对臍穴

龜尾穴

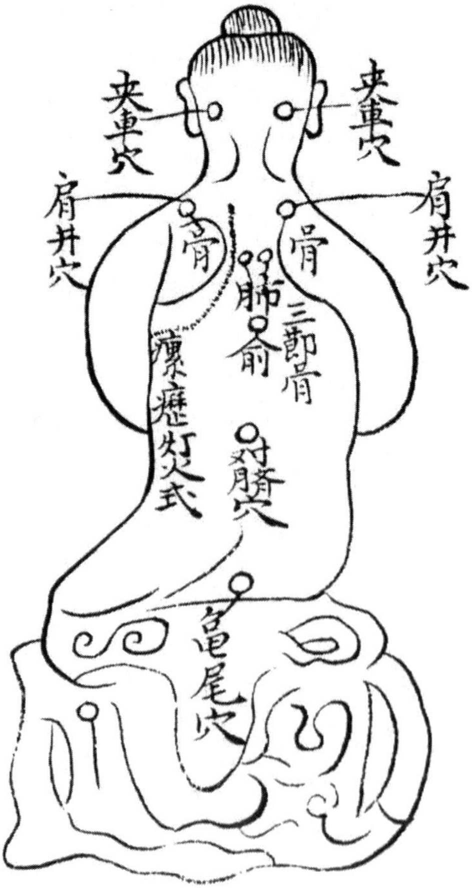

死症辨

前輩有死症訣，然千中治之却有不死者，醫家不可去而不治。大冲即大墩，無脉是弱症，屬不足；直視摇頭是風症，屬有餘，二者相兼，决無此理，倘有相兼不治症也，如止有一，断非死症，魚口自動，忽作鴉声，此脾有痰而肝有風，若祛風豁痰，决非死症。蛔虫尽出，不加烧热，補脾即安，亦非死症。面黄四肢腫，若黄有宝色，補脾行氣，其腫自消，却非死症。至于鼻門焦燥，兼以大肚青筋，手抱頭，上無以汗以似油淋，顖門腫起，忽陷成坑，只犯一宗，猶非死症，若果並見必死。

[illegible]

卓溪家傳秘訣前輩相得不劾者刪之兩代經驗過者補之亦有訣傳不明處出已見闡發之

嬰兒十指冷如冰便是驚風体不安十指稍頭熱似火必然夹食又傷寒握之恐其不真再以手貼吾面決乎不爽

以我三指按兒額感受風邪三指熱三指按熱三指冷内傷飲食風邪食感以上採病法

一年之氣二十四開額天门亦此義自古陰陽数有九額上分推義無異天庭逆指至承漿以推代指行血氣此開手推法

傷寒推上三関位臟熱專推六腑向六腑推三関應一三関推十腑推三推多应少為調變血氣之中始不偏如只推不应恐誤熱劑加之息原良有害

啼哭聲從肺裡來，若聲肺絕寔哀哉。若曰痰蔽聲難出，此在醫家出妙裁。此察声音要訣，若声肺絕不治，風痰壅塞咽喉，亦無一声，胸前氣喘急宜掐精威二灵穴。

病在膏肓不可攻，我知肺腧穴能通。不愁痰築無声息，艾灸通神勝化工。

百会由來上頂心，此中一穴受通身。撲前仰後歪邪痫，艾灸三丸抵萬金。腹痛难禁還瀉血，亦将灸法此中尋。

張口搖頭并反折，速将艾灸鬼眼穴。再把臍中艾一丸，却似神仙最妙訣。

肩井穴是大関津，掐此開通血氣行。各處推完将此掐，不愁氣

血不週身
病在脾家食不進重揉艮宮妙如聖再加大指面旋推脾若初
傷推即應旋字不可忽
頭疼肚痛外劳宮揉外劳宮即見功疼痛医家何處識眉頭感
感哭声雄古人只曰頭疼肚痛非此辨法何以知之
心經熱盛作痴迷天河引水上洪地掌中水底撈明月六腑生
凉那怕痴
嬰兒臟腑有寒風試问医人何處攻揉動外劳將指屈此曰黄
蜂入洞中

揉掐五指爪節時有風驚嚇必須知若還人事難知竭精威二穴對拏之

胆經有病口作苦只將妙法推脾土口苦医人何處知合口頻頻左右扯

大腸側推到虎口止瀉止痢断根源不從指面斜推入任教骨碎与皮穿揉臍兼要揉亀尾更用推揉到湧泉 側字不可忽

腎水小指与後溪推上為清下補之小便閉赤清之妙腎虚便少補為宜 小指正面屬腎水

小兒初誕月中啼氣滯盤腸不用疑臍輪胸口宜燈火木香用

治慢驚風

下勿遲〻身不燒热啼聲雄壯

白睛青色有肝風鼻破生瘡肺撥攻風邪却用祛風散指頭瀉

肺效相同

鼻準微黃紫疾幾奇紅帶燥热居脾大指面將脾土瀉灶土（即伏龙肝）煎

湯却亦宜

太陽发汗来如雨身弱薰揉太陰止太陰发汗女家流太陽止

汗畢屬女

眼翻即掐小天心望上須將下掐平若是双眸低地看天心上

搯即延睛

推拿代藥賦

前人忽畧推拿今為一賦寒热温平藥之四性推拿揉掐性与藥同用推即是用藥不明何可乱推推上三関却代麻黄肉桂退下六腑替來滑石羚羊水底撈月便是黄連犀角天河引水還同芩栢連喬大指脾面旋推味似人参白术瀉之則為灶土石膏大腸側推虎口何殊訶子炮姜反之則為大黄枳实湧泉右轉不揉朴硝何異一推一揉左轉參术無差食指瀉脾功並桑皮桔梗旋推止嗽争效五味冬花精威拿緊豈羨牛黄貝母肺俞重揉漫誇半夏南星黄蜂入洞超出防風羌活捧耳摇頭

遠過生地木香五指節上輪揉乃祛風之蒼术足拏大墩鞋帶
实定製之鈎藤後溪推上不減猪苓澤瀉小指補腎烏差杜仲地
黄湧泉左揉類夫砂仁霍葉重揉手背同乎白芍川芎臍風灯火
六點息行再造瘰癧火灸兩側不啻仙丹病知表裡虛实推拏
重症能生不諳推拏揉掐乱用便添一死代藥五十八言古來
无人道及雖无格致之功却亦遠宗之賦

小兒諸症推拿觀色秘訣

蓋人禀天地陰陽之氣以生而陰陽順行則精神清爽陰陽逆行則離乱病生由天地寒暑不和陰陽失序以致小兒乍寒乍熱顛倒昏沉諸症作炒晝夜啼哭使父母有偏僻之見疑於兒神原本有章字吾師傳秘訣言今手足與樹枝葉同其發生衰旺榮枯俱是陰陽節度而無差殊却說男子推上三関為熱推下六腑為凉任是昏迷霍乱口眼喎斜手足掣跳一夜諸般襍症俱有口訣存焉先須推察明白然後用燈火按穴而行誠能如是則治病無不隨手而應〻手而

急慢驚風　上

甦醒也

穴道訣

如被水驚販門大冷若被風驚販門大热如被驚嚇又热又跐先掐五指要辨冷热如瀉黄為屎热瀉青為屎冷

手穴經絡圖

撒手式

如女子以内下為三関上為六腑男子以外為三関下為

六腑如横門括至中指尖掐之至吐手指括至中指頭主瀉販門吐法横門推上販門掐瀉法販門横門對掐之即瀉天門入虎口揉之鷹爪驚掐不止將大指下掐之手大指節

莫放揉之
委中穴
後承山
四肢掣跳此處咬之揉之
驚來急望下刮掐
三里穴
承山子母穴
湧泉穴
左轉補吐
右轉補瀉
原本指字
驚揉此指中指處

急慢驚風

一三

家傳秘訣

手閙經絡男子左手右脚女子右手左脚宜参法

小兒望前蹼掐委中穴向後跌掐前承山子母穴热急氣喘承山山下掐之四肢掣跳脚跟咬之揉之吐瀉運湧泉穴左轉補吐右轉補瀉若驚宜揉大脚指掐脚中指脚紋並許

運水入土即劳宫運入土宫是也

飛經走氣即手鄙遍處走捉掐之是也

二人上馬即劳扇二宫對掐之意

掐穴圖

三關　一人上馬　合氣一風　五指節　二扇門　外勞宮　威靈穴　精寧　精寧　二人上馬　窩風　陽池

腎陰掐心易掐

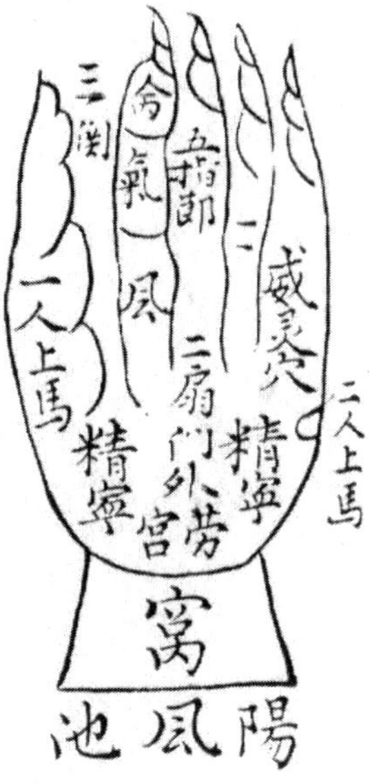

乃男左女右手分六陰六陽外手內應以通五臟六腑之氣次第分別此為家傳之心法也

第一赤筋者乃浮陽屬火以應心與小腸主霍亂外通赤龍反則燥熱卻向手位掐之則陽火自然散矣第二青筋者乃陽屬木以應肝與胆主溫和外通兩目反則赤澁決生多淚卻向河坎位掐之則目自明矣第三掐筋者放居中屬土掐之五行以應脾與胃主溫煖外

通四大肢反則生腸鳴霍乱吐瀉痢疝却在中界指掐之則四肢舒暢

第四赤淡黄筋者屬土居中分界兼第以應三焦主半寒半熱外通四大肢門流及則壅塞之疝却向中指掐之除其閉塞之患

第五白筋者濁陰屬金以應肺与大腸主微涼外通竅于鼻反則胸膈脹悶膨昏生痰應在界後掐之

第六黑筋者乃重濁純陰屬水以應腎与膀胱主冷氣外通兩耳反則尪羸昏沉却在坎位掐之

辨症法

天吊筋者眼翻下手掣者是也將青筋搥掐之或臍上下用燈火提之眼番望天手往下束天吊筋眼番下望將耳珠掐之効頭仰後脚望後伸手往後称燈火顖門四焦兩眉二焦可用雨傘一把撑開將鴨一隻吊在傘下扎在嘴取涎水與小兒食之便愈宜用元陽秘方灵法

内吊筋心不者下乃是内吊筋也取竹瀝與小兒吞下用黄蠟細茶沸盐擂爛為末五分加醋一鍾將末同鍋内煎入蠟二錢成膏貼兒心窝

馬啼驚者四肢乱舞是也将天心火掐之後用心筋掐之妙再用灯火于两掌心肩膊上各一焦喉下二焦臍下一焦便効宜用元陽秘方灸法

慢驚筋者人事不省也搃筋掐之若不省事小氣火青筋之氣不進不退掐之心間迷悶掐眉心两太陽演用粉热油推之手心足心四焦與心下三焦宜元陽秘方灸法

急筋驚一驚即死是也宜陰陽二筋掐之用灯火断鼻梁下眉心演搃筋鞋帶穴生姜热油擦之即全生矣宜元陽秘方灸法

蛇絲筋者口含母乳者是也噴一口青烟掐之小便不噴將右左手纏肚上青筋氣急便用灯火胸前六焦便安用元陽秘方灸法

鷹爪驚者兩手乱抓撚拳不開手足爪往下來口望上來是也宜于手足二彎掐之用灯火頂心兩手心各一焦演內推兩太陽眉心脚掌却断了可用水粉圍臍一轉父母不与人言便好大指左右掐之宜用元陽秘方灸法

迷魂驚不知四向者是也天心人中穴眉心各掐之然断心演總筋鞋帶穴各一焦便安

撒手驚兩手一撒即死是也將兩手相合横紋側掐之若不醒大指頭掐之上下氣閉人中穴掐之鼻氣不進不出吼氣寒熱若瀉隨症治之先承山二穴折眉心後用灯火斷搃筋手上背上各二焦斷之便安宜用元陽秘方灸法

担手驚双手蹦往後一担而死宜後推法

月家驚將中指内頭節勞宮穴掐腋門穴掐之若不効青筋縫上下七焦背上二焦効即百勞穴肚上筋半月便發肚腹氣急臍上四焦便好肚痛筋手足縮住先笑後眼光筋紅白難救黴黄不妨將太陰太陽穴掐之用撒麻皮燒灰吹鼻中

若不醒中指頭掐之効

孩兒驚太陰日起而紅添醋一鍾韶粉煉之紅脉各處治之太陽日起而紅添醋將龟尾骨一焦天心一焦若要吐横门掐之若要瀉中指穴掐之妙宜用元陽秘訣

初一日太陽初二日太陰餘皆倣此

挽弓驚手挽往後乱舞者便將内關穴中界掐之脚往後伸是脚彎膌上下四焦青筋上灯火七焦喉下三焦便好内関去横二寸中間宜後推拿元陽秘方灸法

看地驚兩眼看地不知者是將皂角一莢燒灰爲末童

急慢驚風　十二

便及括尿紫篦等件用火烘乾將見性命須臾用前藥貼之僮子醒即眼光中指搯之効宜用元陽秘方推法

老鴉驚大吽一聲即死者是也或手上下用撒麻筋腸下纏住四心灯火斷之用老鴉蒜晒乾車前艸共為末流水調在童子心窩貼之灯心脉門四焦双手肩膊四焦兩手心脚蹲眉心演鼻心各一焦若醒氣急心背總筋一焦即即百勞穴搯之亦好吐乳將孩童四肢心揉之為妙

治筋驚或歎或硬不開言者是也向大拇指爪處節上搯之或不醒用灯火臍上下四焦若醒不開口將母乳後心窩揉

之為妙若肚青筋夜啼沉重朝輕是也青筋縫灯火七焦、
喉下三焦便好宜元陽秘方灸法
鳥啄驚漏身都鳥者是往下推將黃土一升白內搗爛為末
用醋一鍾鍋內炒過將手巾包上從頭引鳥紗處又引下足
用針刺破為妙用灯心火四心斷之亦好主吐瀉肚上起青筋
用灯火肚上縫縫七焦皆煅斷之
鯽魚驚口出白沫者掐手足四肢用灯火各四焦口嘴上下
四焦鯽魚燒灰為末酒調下搖四焦溫水洗魚水吞下五七
日好

急慢驚風　七

急慢驚風

肚膨驚或肚脹用灯火青筋彎上四焦若瀉龜尾骨上一焦若吐心窩上下四焦若瀉脚軟兒眼一焦手軟手拐節上一焦頭軟天心一焦臍上下一焦若不開口心一焦一法下處若不燒搖之宜用元陽秘方灸法補運訣水筋眼番白睛眼角起黄丹者是將韶粉飛鹽清油煎乾用心搽之眼黄天心穴太陰太陽搖之　男推上三関為热退下六六腑為凉

動地驚天大海　藥中無一淂傳真回生死起番身易三島蓬萊讓吾尊

入門看小兒生死秘訣

凡進門看男女左右指節可搐手足中指節舌出者死吸而痛者生生者将中指望下乱正如又昏迷者将足後跟咬之即醒進門小兒昏者搐足中指先熱後寒陰乾先寒後熱陽乾凡小兒鼻夾筋白或五六筋黑救之如下黑上白者難救矣正月陽二月陰餘做此春筋要白夏筋要紅正月要紫二月要紅

太白金星看小兒五色指訣

小兒々病最難明仔細詳觀掌内筋二列高宫人易治服

门筋過之難医要知兒病生与死听观顏色及声音唇青耳黑人難救哭聲不响赴閻君

一赤筋属火应心与小腸也此筋若有变色者則有暗驚风之症也

二青筋属木应脾肝与三焦也此筋若有变者則有

三白筋属金应肺与大腸也若有变者則有傷风咳嗽水瀉之症

四黑筋属水应腎与命門也若有变者則有急病難救

吸

五黄、筋屬土應脾與胃也若有變者則有吐瀉少食腹脹
有此慢驚風之症

听聲觀色生死訣

聲浊者氣溺也喘者氣促也重濁者痛風也聲戦者寒
也高陽噉者氣不順也噴嚏者風也聲急者神驚也声寒
者瘦也老噎者氣不順也呵吸者神傍生風陰陽雜症也
面紅者热也面白者寒也面黑者腎病也面黄者氣弱也
哭者病在肝也汗者病在心也咲者病在脾也涕者病在
肺有風也唖者病在腎之虧也面紫色心絕五日死面黄

急慢驚風
下

肢

脾腫脾絕九日死目陷者肝絕三日亡面鼻黑肺絕三日死齒如黃豆骨絕二日亡面黑耳黃呻吟腎絕四日死口張唇青毛枯肺絕五日亡目無轉者即死面鼻皆黃是療之生意也望聞問切宜細察之

太白金星認用藥掐穴口訣

急驚風到就死唇青足冷痰迷心竅便掐人中大墩合谷三穴用灯火焼眉心二太陽穴並服鎮心丸

慢驚風因傷風食後昏沉不省人事眼望上唇否手足抽搐搐內関心驚與後訣兼用服鎮心丸

老鴉驚聲如鴉叫就死推版门横紋黄後法用黄土一碗炒焦布包遍熨之服鎮心丸

鷹爪驚手向上掣脚前跪仰前搖觧溪穴灯碎心演太陽三焦穴服祛風丸

鯽魚驚口中出沫目番手向上掣脚向前跪搖觧溪内庭兼後溪穴服祛風丸用灯心碎演三焦宜用元陽秘方法灸元陽田生丹

小兒嘔吐惡心様湯泉穴灯火碎心演三焦服香芎散宜

小兒疳積日久肚腹如鼓脹手足瘦如柴搖膝眼合谷三

遍灯火碎丹田三焦服五皮散元陽秘牛黄散五圣散

小兒水瀉或痢疾揉湧泉穴灯火丹田四焦服二圣散元陽回生丹二仙丹

推拿搯揉運訣

赤鳳搖頭按弦搓摩二龍戲珠揉太陽穴双龍擺尾揉湧泉雙鳳展翅双槾耳大珠猿猴摘果先搯腎次搯小横紋黄蜂入洞天河走法飛經走氣大指推經必以線行毋淂縱斜恐動別經又生他患水裡捞明月運八卦打馬過天河走到手肘三關青四足驚三關黑是人驚三關泉驚三

関青是風驚三関通变者不治筋紋向大指十無一生向中指十生一二

一凡瀉不止用双龍擺尾法要運湧泉穴右边止瀉左迊邉止吐久瀉宜囬生丹

一凡病要出汗惟烏紗驚及慢驚不可出汗量寒熱消息热多退六腑寒多推上三関并脾土推上天門入虎所以生精養血也宜秘方灸法見後

一凡小兒月内臍風看寒热用法如眼不開面紅唇赤是宜多退六腑推脾土運八卦推天門入虎口若面白目閉

是寒宜推三関

一凡看痘疮若曰寒在皮下出不快者搯心經推三関運八卦推脾土推天門入虎口热盛者取天河水退六腑宜服表托爲法

一凡出汗搯心經及旁宮推上三関汗不來者双指揉搯三関汗雖出絶双扇门上若汗盛者必退六腑方止双扇门左手背三四指紋间下一寸两筋骨六中是也

胸悩唇乾目直視口中冷氣如氷痴呆身形强似直手足掌又冷頭低盡莫医痢疾眉頭皱驚風面殖紅漏來唇

帶赤毒热眼朦朧山根若見脉横青此侯明知两度驚
赤黑目脾時吐瀉色紅夜啼不曾停右边青筋不須多有
則驚頻怎奈何紅則為風抽眼目黑青三日見閻羅指甲青黄黑
暗黑多唇青悪逆病将瘥急作鴉聲心氣急此時端的
病雜過蚘虫出口有三般口鼻中来大不堪或如白虫来
黑色灵丹妙藥難痊顖門腫起定為風此症应知最是凶
忽惱成坑如盞足不須過七日命須終小兒初起肚腹痛
面眉顰蹙盤腸痛時啼哭又呻吟不是天吊是臍風

各經歌訣

心經有热是痴迷天河水過作洪池肝經有热人多㾕推
動脾土病即应脾經之病食不進推動脾土効必应肺經受
風咳嗽多好把大腸久按摩腎水有病小便澁推動腎水
急救泻運動血氣遍身行方知此是神仙訣大腸有病泄
瀉多可把大腸久按摩調理陰陽皆順氣此身端的是沉痾
小腸有病風來攻横门販门可推通用心記取精寧穴
看來除病去如風命门有病元氣虧脾土大腸八卦推三
焦有病生寒热天河脾土神仙訣膀胱有病作沉痾腎水
八卦運天河胆經有病作口苦直從妙推脾土時人休作

作等閒看千金之法傳今古

攤手驚來手必動先指心經為妙用天河取水運八卦搖指推脾四百動

蛇驚舌底是蛇形搖看心經勞宮行推上三関要出汗沾手背不須驚量人肥瘦退六腑此理昭然最易曉天門禹口斗肘揉橫紋天河水到心甚要忌風為急事運水入土病安寧先搖心經次及勞宮依次治之下倣此

角弓驚身弓反張此症明知大不詳先搖心經神妙訣眼睛望上不須慌頻運八卦莫傳手天河運久水洋洋

胑

四肢不動推脾土再揉踝骨是真方

烏紗驚發因何症此乃肺脾有热痛先揺心經次肺金

天水河運脾經应

啼

手足腳跌馬啼驚先要出汗揺肺金脾土運過八卦遍

天河浔運水真清 宜先推上三関取汗然後揺肺經次第治之

咳嗽原來怎推拿先揺心經莫誤差六腑退來大腸位天〔推〕

河虎口紋交斜必揺斗肘兼揺腎運水入土并脾家肺受風〔揺肺金〕

痰宜八卦天河水過定光華

傷寒潮热瀉宜心肺受風邪運橫紋勞宮大腸㡌揺住

脾土八卦必須行

夾食傷寒病先推上三関取出汗推脾五百君須筭八卦三百是

艮因大腸二百宜推遍肚痛六腑退潟勻多消宿食無

阻當攓筋掐補運天河運補四横紋多望

膨脹掐心及大腸天門虎口是艮方脾土推來八卦運天河

水到皆安康

腹痛取汗推上三関也運八卦脾土推來數百下大腸細掐運肚臍嗄

氣七口縳過夜用絹縳過夜用絹包肚腹経夜

瘧疾先取汗要清運周八卦掐肺経脾経細掐四横紋并掐

補運大腸安且寧

痢疾原來病纏身速将脾土大腸推紅痢多（致）兮退六腑白痢出汗只推脾紅白相兼運八卦諸宫運始安寧管教一次君須吉定然四海有聲名（先掐上三関然後依次治之若紅白相兼脾土大腸六腑並用）

要利小便先掐心（經）小腸（當掐之）腎水亦須尋八卦天河俱要運此法玄妙值萬金（宜用秘方）

火眼先将六腑退（掐）腎水天河皆要運（推）横紋（運）八卦用宜匀運了孩兒須要睡

耳聾掐心次取汗脾土八卦定無差双鳳展翅運耳珠医

人仔細留心看

一凡大人瘫痪俱用前法但推究後用灯火一字爆之點于天何經之莫若火斑清後如（火痤）起泡未愈必須運黄蜂入洞法運天河必赶至手肘即泽穴

看小兒指五色訣

此訣神仙降救星分明說与世人听手足皆符脾胃急眼睛却与腎相通兩耳均匀皆腎命要知上下理和同孩童立醒方無事中指將來掌上尋悠悠青氣似旧方正眼不轉命難當眼口歪斜須堪救四肢热閉不須怕天心一点

徹膀胱累絲幔痛寔堪傷膀胱氣痛旁須亡天河水過
不須慌紅青筋脉傳掌內休教黑白過三関掌內寒冷難
救兆四肢麻木定教亡險硬氣昏冷紫色筋教指上十尋方
險硬鼻氣或大小眼黄指冷要調覌肺心肝胆腎連旁寒
热交加作楚之殃臍輪上下金湛恐大手掣眼畨急可張口氣喘
热最難當嚇淂旁人嘆可傷驚過横紋人易救若到坎宮
哭一場吐瀉皆因經上轉横紋四肢火來燃急燒天心火位上
耳抱珠絲累骨山根青黑病須綿肺氣不知多驚死孩童臁
上過筋許大盛傷経心肺剌牙黄口白冷人舌口噫心淹

并氣吼故知鈇死定無疑鼻紅嘴黑筋無路任是神仙藥不灵

細詳二十六驚風推拿手法 少膨脹胆驚嘔逆盤腸四驚

天吊驚兩眼上視四肢垂下推三関三百退六腑五百天河水三百脾土一百運八卦一百大腸五十天門虎口尋斗肘一百双鳳翅五十

烏啼驚四肢乱舞頭面向上推三関五十退六腑一百脾土三百天河水二百水裡撈明月一十肺經揉五指節

水驚兩眼向下身軟肚痛推三関二百脾土一百肺經二百

急慢驚風

運八卦一百四横紋一百二龍戲珠一百要足二入

潮热驚遍身寒热手足急跳推三関五十退六腑二百

天河水二百脾土五十運八卦五十水裡撈明月五十

烏紗驚唇黑色四肢冷推三関一百退六腑四十推河水

二百脾土五十肺經五十黄蜂入洞五十

烏鴉驚一叫一聲即死手足掣跳推三関五十退六腑五

十推天河水二百水裏撈明月五十飛經走氣一十

夜啼驚夜啼不止推三関一十退六腑清心經各一百肺經四

十揉臍推脾土腎水飛經走氣天門虎口各二十

臍風驚兩眼番白青筋吼氣撮嘴口吐白沫推三関二百五十肺經八卦各二十天心穴以灯火焠三焦臍上焠三焦大小兩指四焦有風

急驚兩眼歪斜被嚇推三関五十退六腑六十天河水一百水裏撈明月五十飛經走氣一百

慢驚風推三関二十退六腑一百肺經一百補腎水一百運八卦二十天河水五十猿猴摘果一十

蛇絲驚舌吐出四肢冷推三関一百退六腑一百天河水一百運八卦推脾土各五十水裏撈明月一十

内吊驚兩眼迷悶人事昏沉手足掣跳推三関二十
肺經一百天河紛脾土各二百補腎水双鳳展翅各一百

閉
彎弓驚四肢向後兩眼迷悶推三関四百補腎水四十下運
八卦二百脾土四十横紋二十天河水一十二龍戲球
一十打馬過天河一十

担手驚兩眼向上双手担口歪推三関肺經横紋天門入虎
口揉斗肘各一百運水入土二百飛經走氣六十

撒手驚咬牙一撒一死推三関退六腑肺經脾土横紋天门虎
口揉斗肘各一百運水入土二百飛經走氣二十

月家驚上痛下膨氣吼手捏拳頭身戰在母腹受毒
推三関補腎水各二十 天河水一百 脾土三十 二龙
戲珠按弦挨摩各一十 橫紋和陰陽各二十
胎驚小兒落地不開口或頭低推三関一百 補腎水五
十 推脾土一百 二龙戲珠赤鳳摇頭各一十
看地驚兩眼看地口歪手撚拳頭推上三関二十 天河水
二十 脾土八十 肺經八十 赤鳳摇頭一十 摩按挨口八十
鯽魚驚口吐白沫四肢乱舞推三関三百 天河水二十
肺經七十 黃蜂入洞七十 水裡撈明月運水入土各一十

鷹爪驚兩手撒拳咬牙跳身反後推三関二十退六腑
二百天河水補腎各一百按弦搓摩飛經走氣掐五
宿沙驚日輕夜重到晚昏沉四肢軟推三関八十天河水
五十運八卦一百四横紋双鳳展翅飛經走氣各二十
鎖心驚口吐氣急手脚大乱眼白不能言推三関一十天
河水退六腑各一百水裏撈明月赤鳳搖頭各一十

襍症

虚瘧推脾土三関各二百運八卦三百清腎肺經二龍
戲珠各一百

食癨推三関肺經運八卦四橫紋脾土各一百 天門虎口
一十
痰癨推三関運八卦各一百 天河水一十 二龍戲珠
一十
邪癨推三関運八卦推大腸各一百
熱痢推三関一百退六腑一百 天河水一百 和陰陽
五十 脾土一百 推大腸一百運八卦五十 一指瑱
臍及尾閭骨八十
冷痢瀉推三関二百 心經一百運八卦二百 天河水

急慢驚風 三十七頁

氣悶藥三服　　三十百

二百二十分陰陽二十補腎一百將兩手推鳩尾前

後搯腹姜葱搗爛遍身擦一時汗出米粥補之

血麻退六腑二百推天河水一百補腎水一百

紅痢退六腑三百運脾土二百推大腸三百分陰陽

二百補腎一百

白痢推脾土三百運八卦一百推三関一百和陰陽

一百清大腸一百

紅白痢推上三関脾土各一百大腸二百退六腑一百

分陰陽五十

熱淋退六腑三百 推天河水二百 補腎水一百 運脾土五十 清膀胱三十

腹痛推三関二百 和陰陽二十 運脾土一百 八卦一十 天門乕口揺斗肘二十

頭痛推三関一百 肺經一百 分阴阳一百 脾土一百 腎水一百 天河水一百

口内生瘡退六腑 分阴阳各一百 水裏撈明月 清天河水 腎水 双鳳展翅各二十

急慢驚風 三上

掌式圖

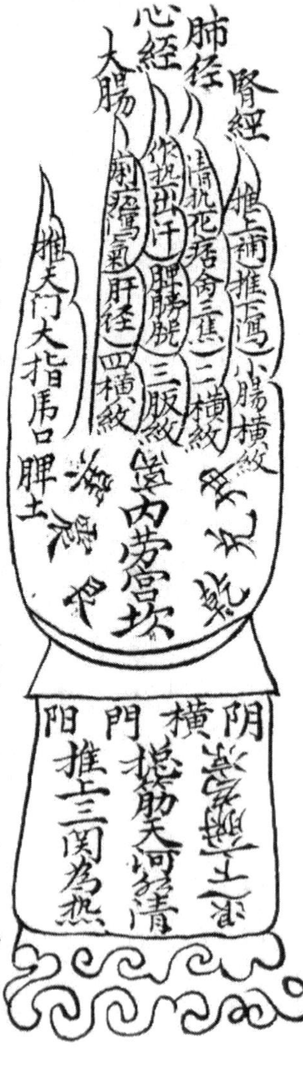

一凡男婦虛勞痰火火疕推三関三百補脾土四百運八卦推腎水三百　推肺经推天河水各三百若咳嗽推手背直中指頭二百　却痰後常用補脾土法便進飲食戒酒色宜愚意三関屬热若火疕不宜推三関寒冷之疕泻

一凡男婦嘔吐血痨并鼻血者每日静坐先用寅時摩肚

臍一百八十戌時臨睡摩腰一百　分先左後右推三関三百補脾土四百運八卦推腎水各三百　肺經天河水各三百若咳嗽手背摩直指頭中指心火法三百　却病後調理戒酒色　推三関宜斟酌

一凡男女瘧疾推三関一百運八卦一百　推肺經四百脾土三百清天河水二百男左女右手腕内燒心火三行二行七點三七念一焦服淡豆豉湯戒酒色生冷之物

一凡男女泄瀉跏趺坐定將左湧泉穴摩在起後摩右湧泉穴各運二百　推脾土四百清天河水運八卦各三百

急慢驚風

一凡男女痢疾推三関三百補脾土四百運八卦三十二推腎水

肺金清天河水各三百

西江月

學淂推搬容易香津甘露生成滋陰降火壯精神黑髮

烏鬚有應痰火虛勞立効肺風橫塑難停固齒調胃

眼光明久幹超凡入聖

春呵心嘘肝

夏呵

秋呬嘻

冬吹呼

心 肺 肝 腎 天門 風 虎口 精寧 脾 精 二人上馬

風天河水

赤鳳摇頭 双手揉太陽穴

雙龍擺尾 用手揉湧泉穴

猿猴摘果 用手掐心中指

水裡撈明月 用手撈八卦劳

按弦搓摩 或運肚臍或口角眼角上下

飛經走氣 用双手向頭後勁或横紋

二龍戲珠 双大指揉印堂穴

双鳳展翅 双手提两耳珠

黃蜂入洞 天河走線取法

打馬過天河 揉刮斗肘法

和陰陽法 八卦位左右旋轉

急救小兒諸痧推拿痘疹秘訣

小兒有病須憑脈一指三関定其息浮洪風盛數為驚

虛冷沉遲实有積

内

珠紅也

小兒脉緊風関候沉緩傷食黄嘔吐弦急因知氣不同急促虚驚神不守冷則沉細風則浮牢实大便因閉久腹痛之瘧緊与弦脉乱不治安可否变蒸之後脉必变不治自然無事瘦脉細痟癆却有虫大小不均爲悪昝脉浮而數有潮热此必胃翻底[illegible]冠瀉痢浮大不可医仔細斟酌宜詳究天門有色发如針入目誰知氣臨劝君不用劳心力魂似飄然不可医

唇尖珠子起来時白色微驚不用医此是变蒸無别候重輕惟是七朝期辰尖有候生珠子珠子色同唇（言珠紅也）一般定至

夜間驚啼病鎮心安魄即平安孩兒兩眼白目中青色
侵而病欲攻此是氣傷于榮衛用心調理莫從容
但見孩兒兩眼中白輪黑色豈堪逢若也風生爲惡傾驚
來亦主定歸空陰陽兩位數通三赤脉侵之死亦疾
三陰三陽浮腫起至飡冷食則爲突常々有汗方微热閉
睡無時渴又人來中兩旁赤如珠热蒸臟腑卒難除便流上
米泔似瀉肺湯丸子病自除
常服泔水藥妙肺受風邪冷氣盤鼻中清涕不曾乾
喫嗽定生痰上湧温和湯藥自然降準工紋垂恰似針良工

急慢驚風

仔細為追尋病須大濡薫成痢調理依經好用心或手上紋垂壽上俄然黑色似煤灰見之三日定為灾急用灵丹防護取恐隨流水入泉臺上下唇黑赤如硃热並臟腑卒難除不安睡卧時加渴觧然凉心妙有餘山根有色見紋青病主曾因四足驚主有水驚順上者有紋入口亦難医面上春夏同白黑秋冬黄赤為鬼色忽然有患卒難除五行相順方脱色兩頰赤色应南方積冷來潮恰似陽早用調心安五臟何須更覔别丹方地閣赤色腨喘顱冷積痰涎久在脾啼叫至夜方休歇下痰去積莫遲疑胸中赤腫亦如

吹五臟風热宜早治

時多大瀉踈為好腫痛雖还是死期色青色白在唇端

變并時常仔細看若也腹痛仍兼瀉調脾正氣始平安

入門断病法

面黄多疳積青色是驚風吐瀉觀時白傷寒赤似紅紫色

經傷寒青驚白色疳黒時曰病悪寒積困脾端

辨冷热症

鼻冷定知是瘡疹耳冷回知風熱症二般皆熱是傷寒上

熱下冷傷寒症

辨虎口紋法

指上辨青紋須知四足驚黑即曰水竺赤似外人驚紫色多成瀉黃色是虛驚曲裡風涎盛彎外食蒸但看又手處必定有真形

虎口揔紋法

魚刺初驚侯懸針瀉痢多水字肺驚積一字脾有訛蟲疳氣盛如環腎不和乱紋心虫極流珠便是蟨

面上諸侯形症歌

青脉生于左太陽驚生一度見推詳赤是傷寒為燥熱黑

青知是乳多傷四肢瘡痛不爲祥下氣冲心兼滑腸氣喘
汗流身不热手拿胸膈定遭殃

内八段錦

紅淨爲安不用驚若逢紅黑便難寧更加紅乱青尤甚最
下風痰病立輕赤色輕做是外驚若如米粒势難輕紅
散多因乘怒乱更加搐搦实難平
小兒初誕腹痛兩眼顰號盤腸氣時々啼哭又呻吟反目反
仰視病非常反目反張天吊風也小兒初生月肌体瘦

風羸髮秃毛稀少元因鬼王胎

外八段錦

先望孩兒眼色青次看背上冷如冰陽搐男左去妨事搐右令人甚可驚女搐右邊猶可治若逢左搐疾非輕歪斜口眼中為害縱有仙丹也不平眼中赤脉实雜暈天数元来一不祥最怕亂紋鋪目下更嫌赤脉貫瞳光鼻門黑燥渴難禁面黑唇青命莫存肚穴青筋俱惡候更嫌腹有直身紋忽見眉間紫帶青看來立便見凤生青紅碎襟風將起必見疳癥腸氣形乱紋交錯紫嫌青急々

求医免命傾盛紫丹如身作熱須知腑臟惡風生紫火紅
多六畜驚紫紅相青即疳成紫點有形如米粒傷寒夹食
症堪評紫散風傳脾臟間紫青口渴是風癎紫隱沉深難
治療風痰祛散命須還黑輕可治死還生紅積傷寒痰積
停赤青脾受邪風症青黑脾風作慢驚紅赤連兮赤藥輕
必然亂也不相應兩手忽然無脉見定知衝惡犯神灵

小兒脉訣 不足听信

浮 用青金丹 升麻散

数 用青金散丹 防風散

沉 用保童丸虛弱用四君子湯惺惺散

實 用保童丸 兼服惺惺散

急慢驚風　三十七

面上脈息生死訣

額上青紋主驚風紅色主燥熱白色主急驚三七日即發印堂青被人物驚嚇赤主初驚紅主大驚山根青主深驚紫色乳食被人驚鼻準平陷者大熱黑目利後死赤主丈安黃色不好青霍乱黃甚為動土死黑色煩燥死人中短者利後死唇青者死虫咬心痛者死赤熱蒸臟腑赤爛肺腑正口常紅白肝脾熱青因驚風死黃有積白失血黑遶口死承漿赤因被人驚黃色吐逆兩眉忽紅者主煩燥夜啼青色滿眉者死兩目白睛青肝有風黑睛黃傷寒白睛黃有積黑睛青瘀手顫抖青色入睛者

死両太陽紅光入眼者死

死後截要歌

目多直視作鴉聲咬齒搖頭不轉睛僵仆唇青并口禁四肢針灸並无情青色如針懸眼下盧医扁鵲也難医忽然目痛青時々不必更求医青色連入耳此候知必死赤青眉目死何疑七日為君期赤色如絲入口裏報君三日死黑色繞口連目眉看々定不禄黑起眉間也不良十日必然亡人中黑色入口來孩子返泉鄉水腫之病準頭黑報君腎氣絶咳嗽切忌白繞眉肺絶要君知孩兒顏色白爺姐難再得中風切忌

急慢驚風

面如粧何能得久長目陷無光黑直視必定三朝死更有瞳人不動時死候要君知目似開時又不開也是死之媒口禁全然不禁乳此兒終不起瀉下之物如瘀血發兒鮮可活久吐不止々又吐休要勞心費藥及不食々咬人終無兒爲鄰瀉無痢作渴々又來指日下泉臺小便既難而大渴必竟難得活二便用藥全不通扁鵲也無功耳内生瘡生班出医人久無術久咳四肢俱厥冷々無由復甦有休勢多睡不惺々休要費精神於々痘出了熱不退此症以爲害冀其黑不止時不用覓良医大泄之後復乾渴命殂向君說小兒腹脹喘又粗終身不首甦

既是口禁何爲全然不禁乳耶

甚無理會

所謂二便

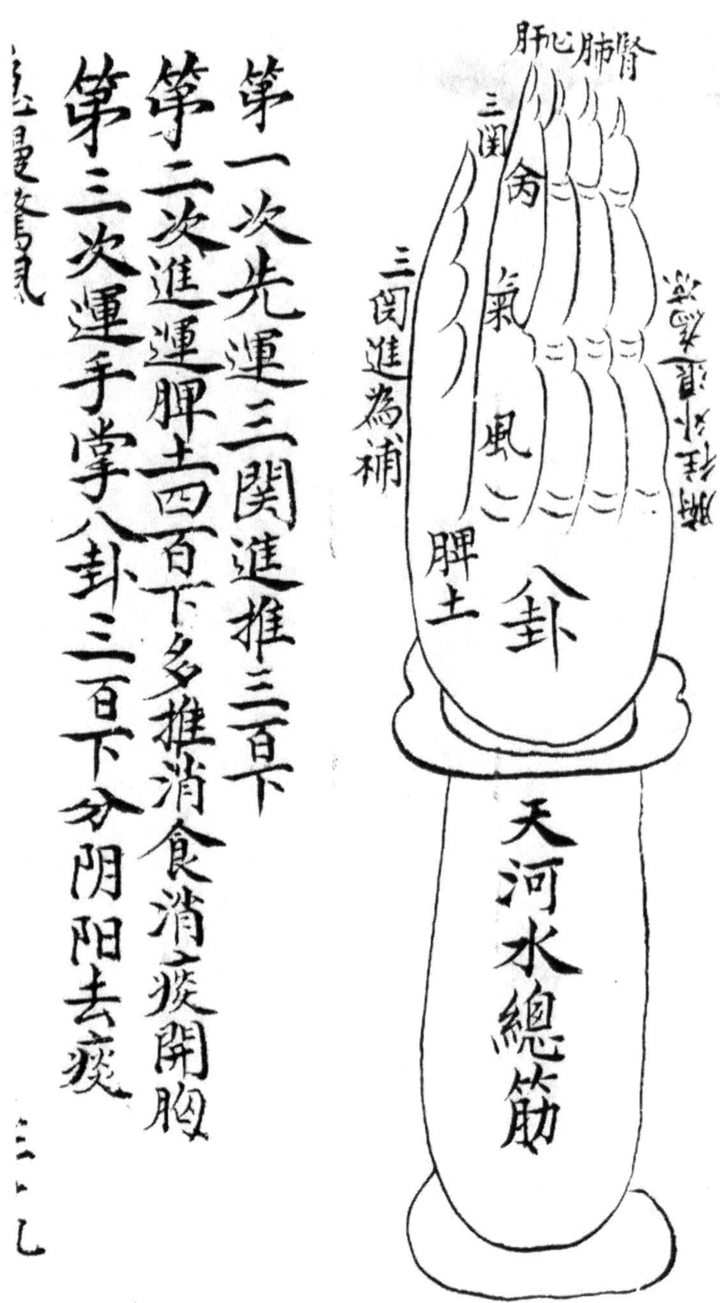

第一次先運三關進推三百下
第二次進運脾土四百下多推消食消痰開胸
第三次運手掌八卦三百下分阴阳去痰

急慢驚風

三十九

第四次推肺經三百下寬腸

第五次推腎經三百下

第六次清河水三百下

第七次退中指外背或二十或三十下

推進爲補

退出為涼

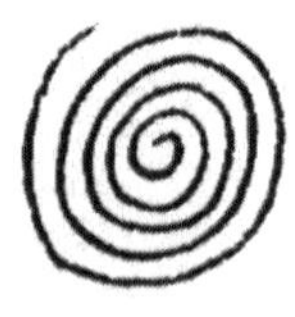